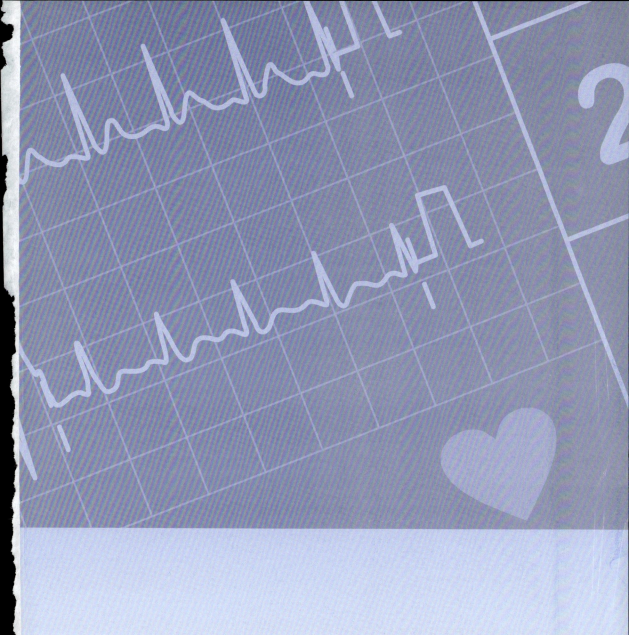

Cardiopatias Congênitas
Outras Maneiras de Compreendê-las

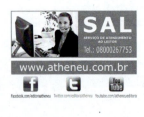

Cardiopatias Congênitas
Outras Maneiras de Compreendê-las

Edmar Atik

Professor Livre-Docente de Cardiologia da Faculdade de Medicina da Universidade de São Paulo (FMUSP). Ex-Diretor Médico da Equipe da Cardiologia Pediátrica do Instituto do Coração do Hospital das Clínicas - FMUSP. Médico do Centro de Cardiologia do Hospital Sírio-Libanês. Membro do Conselho Deliberativo e Sócio Fundador da *ACTC- Casa do Coração*.

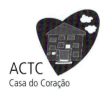

EDITORA ATHENEU

São Paulo —	Rua Jesuíno Pascoal, 30 Tel.: (11) 2858-8750 Fax: (11) 2858-8766 E-mail: atheneu@atheneu.com.br
Rio de Janeiro —	Rua Bambina, 74 Tel.: (21)3094-1295 Fax: (21)3094-1284 E-mail: atheneu@atheneu.com.br
Belo Horizonte —	Rua Domingos Vieira, 319 — conj. 1.104

CAPA: Paulo Verardo

PRODUÇÃO EDITORIAL: MKX Editorial

CIP - BRASIL. CATALOGAÇÃO NA PUBLICAÇÃO
SINDICATO NACIONAL DOS EDITORES DE LIVROS, RJ

A888c

Atik, Edmar
  Cardiopatias congênitas: outras maneiras de compreendê-las / Edmar Atik. –
1. ed. – Rio de Janeiro : Editora Atheneu, 2016.
  130p. : il. ; 25 cm.

  Inclui bibliografia
  ISBN 978-85-388-0732-2

  1. Cardiologia.   I. Título.

16-35685   CDD-612.12
                                                                 CDU-612.12

ATIK, E.

Cardiopatias Congênitas – Outras Maneiras de Compreendê-las

© *EDITORA ATHENEU*

São Paulo, Rio de Janeiro, Belo Horizonte, 2017.

Abordagem das principais cardiopatias na criança

Destinada a:

Médicos

Estudantes

Paramédicos

Nutricionistas

Serviço Social

Educadores Físicos

Enfermeiras

Psicólogos

Fisioterapeutas

e, principalmente, aos Familiares das crianças com cardiopatia e à Associação de Assistência à Criança e ao Adolescente Cardíacos e aos Transplantados do Coração – *ACTC - Casa do Coração.*

Dedicatória

Desde os primórdios dessa especialidade, a Cardiologia Pediátrica, procura-se intensamente a luz do conhecimento, que hoje, sem dúvida, se mostra mais radiante, situação que atribuo às próprias crianças com cardiopatias, as verdadeiras responsáveis por essa mudança recompensadora.

Dedico um tributo especial à Associação de Assistência à Criança e ao Adolescente Cardíacos e aos Transplantados do Coração - ACTC - Casa do Coração, que intensamente abraça a criança cardiopata, responsável direta pelo estímulo à execução desse trabalho, com a inserção dos Informes Médicos dos Informativos ACTC, com perguntas das mães dos cardiopatas, na segunda parte deste livro.

No contexto ainda da ACTC, devoto meu respeito ao seu mentor e criador, Prof. Dr. Miguel Barbero-Marcial, sob o suporte inicial de Antonio Luis Thomé Gantus e, também, a Teresa Cristina Ralston Bracher que, posteriormente, inspirou seu progresso e continuidade, esta cada vez mais promissora.

Às responsáveis pela dinâmica assistencial e editorial da ACTC, Regina Amuri Varga, coordenadora, e Débora Pinto Carneiro, do desenvolvimento institucional, pessoas que trabalharam interligadas para a devida conclusão deste projeto persistente.

Ao atual presidente da ACTC, Theotonio Maurício Monteiro Barros, meu respeito pelo trabalho continuado em prol da criança com cardiopatia.

À minha querida família, que me acompanha em todos os momentos: Mariana, minha devota esposa; Fernando, Guilherme e Carolina, meus filhos; Lilian e Rogério, nora e genro; Gustavo, Lucas e Helena, meus netos.

Edmar Atik

Apresentação

Em face de duradouras dúvidas e incertezas, criadas em torno do manejo de defeitos cardíacos gerados na vida fetal, as chamadas "cardiopatias congênitas", especialmente em familiares de crianças acometidas, tornou-se obrigatória a simplificação do tema, afim de se poder melhor compreendê-las. Esse entendimento se refere principalmente ao tipo de exteriorização clínica e à conduta e evolução consequentes.

Procurou-se daí, no presente trabalho, trazer maior compreensão dessas cardiopatias, com termos mais adequados, aliados a figuras elucidativas.

Omitiram-se as cardiopatias que ocorrem após o nascimento na idade pediátrica, decorrentes de infecções como a miocardite viral e de processos autoimunes, como as valvopatias que acompanham a febre reumática, assim como as de origem ignorada como as oriundas da doença de Kawasaki e outras mais raras.

O intuito é que, por um lado, essa exposição seja útil para o melhor entendimento, pelos familiares das crianças com cardiopatias congênitas, de aspectos que acometem seus filhos e que, por outro lado, tanto alento tem ocasionado ultimamente dados sobre os crescentes e melhores resultados obtidos, principalmente por meio da correção operatória.

A simplificação dessas cardiopatias não implica na omissão dos aspectos intrínsecos responsáveis pela anatomia e fisiopatologia, por vezes complicadas e de difícil compreensão.

A maior pretensão é o encorajamento dos pais para que, mediante melhor compreensão, possam ajudar mais efetivamente o filho a superar o problema.

Por isso, este trabalho é também dedicado aos pais das crianças com doença cardíaca, para que encontrem sempre o caminho mais adequado.

Na primeira parte, são apresentados os aspectos mais relevantes das anomalias cardíacas congênitas mais frequentes, com a devida ilustração de cada uma delas e, na segunda, as perguntas formuladas pelos pais das crianças da ACTC e as respostas correspondentes, publicadas nos informativos da associação desde 2004 até a atualidade.

Edmar Atik

Sumário

Primeira Parte
Principais Cardiopatias Congênitas

1. Cardiopatias Congênitas – Generalidades, 1
2. Comunicação Interatrial, 5
3. Comunicação Interventricular, 9
4. Canal Arterial, 13
5. Defeito do Septo Atrioventricular, 15
6. Estenose Pulmonar, 17
7. Estenose Aórtica, 19
8. Coartação da Aorta, 21
9. Tetralogia de Fallot, 23
10. Atresia Pulmonar com Comunicação Interventricular, 27
11. Atresia Tricúspide, 29
12. Ventrículo Único, 31
13. Tronco Arterial Comum, 33
14. Transposição das Grandes Artérias, 35
15. Drenagem Anômala Total das Veias Pulmonares, 39
16. Anomalia de Ebstein, 41

17. Atresia Pulmonar com Septo Ventricular Íntegro, 43

18. Hipoplasia do Coração Esquerdo, 45

19. Dupla Via de Saída do Ventrículo Direito, 49

20. Cardiopatias Congênitas – Perspectivas, 53

Segunda Parte
Quarenta e Oito Perguntas das Mães das Crianças da ACTC e Respostas Respectivas

21. A Vitória de Todos – Referente à Inauguração da Nova Sede da ACTC, 55

22. Quarenta e Oito Perguntas das Mães das Crianças da ACTC e Respostas Respectivas, 57

1. Informativo ACTC 2004; 1: 4
> O que são cardiopatias congênitas?, 57

2. Informativo ACTC 2004; 2: 5-6
> O que é sopro cardíaco?, 57
> Quais são os principais tipos?, 58
> Como são tratados?, 58

3. Informativo ACTC 2004; 3: 5
> Há cura definitiva para as cardiopatias congênitas?, 58

4. Informativo ACTC 2004; 3: 6
> Qual é a diferença entre cirurgia corretiva e paliativa?, 58

5. Informativo ACTC 2004; 4: 8
> O que é tetralogia de Fallot?, 59

6. Informativo ACTC 2005; 1: 5-6.
> Por que o coração pode dilatar?, 60

7. Informativo ACTC 2005; 2: 6
> No que se constitui a transposição das grandes artérias?, 61

8. Informativo ACTC 2005; 3: 8
> O que é hipertensão pulmonar e quais são os sintomas? Qual o tratamento mais indicado? E por que, quando a criança está com hipertensão pulmonar, não pode ser submetida à cirurgia cardíaca?, 62

9. Informativo ACTC 2006; 1: 7
> Por que é importante controlar o líquido oferecido para a criança com cardiopatia?, 63

10. Informativo ACTC 2006; 2: 8
> O que é cateterismo?, 64

11. Informativo ACTC 2006; 3: 1
> Cuidados necessários à criança com cardiopatia, 64

12. Informativo ACTC 2007; 1: 7
> O que é a rejeição? Quais os tipos e diferenças entre elas?, 65

13. Informativo ACTC 2007; 2: 9

O que é taquicardia? Quais são os seus graus e/ou tipos? Quais limitações as crianças portadoras de taquicardia possuem?, 66

Tipos de taquicardia, 66

Limitações às crianças, 67

14. Informativo ACTC 2007; 3: 8-9

O que é arritmia? Quais os seus graus e/ou tipos? Quais limitações as crianças portadoras de arritmias possuem?, 67

15. Informativo ACTC 2007; 4: 10

A criança que fez cirurgia e teve correção total continua sendo cardiopata?, 68

16. Informativo ACTC 2008; 1: 7

Meu filho (4 anos) fez correção total de tetralogia de Fallot há 2 anos e está ótimo. Porém, ele apresenta um grau de insuficiência valvar pulmonar importante. Visto que ele está bem, nunca se sente cansado, fico na dúvida se devemos operá-lo futuramente para colocação de prótese. Quais são os riscos dessa cirurgia? E quais são os riscos, caso ele não a faça?, 70

17. Informativo ACTC 2008; 2: 9

O que é fração cardíaca? Quanto é o valor normal?, 70

18. Informativo ACTC 2008; 3: 8-9

Todo portador de cardiopatia tem o "intestino preso"? Se sim, por quê?, 71

19. Informativo ACTC 2008; 4: 13

No caso de uma CIV com PCA começar a se "romper", o paciente corre o risco de passar por outra cirurgia?, 72

20. Informativo ACTC 2009;1: 11

Por que a maioria dos casos de anomalia de Ebstein é tratada com cirurgia e outros casos precisam de TX?, 73

21. Informativo ACTC 2009; 2: 13

Qual é a relação entre "estenose pulmonar" e "síndrome de Noonan"?, 73

Assim, qual é a relação entre estenose pulmonar e a síndrome genética de Noonan?, 74

Existem diferenças entre a estenose pulmonar, associada ou não, à síndrome de Noonan?, 74

22. Informativo ACTC 2009; 3: 13

Por que o transplantado corre o risco de ser cardiopata novamente?, 75

23. Informativo ACTC 2009; 4: 13

O que provoca a arritmia?, 76

24. Informativo ACTC 2010; 1: 13

Qual é a probabilidade de uma criança que foi diagnosticada com ventrículo único necessitar de transplante cardíaco? Quais são as outras alternativas de tratamento para essa criança?, 78

25. Informativo ACTC 2010; 2: 12-13

Qual é a diferença entre fibrilação ventricular e parada cardíaca? Na fibrilação, o coração continua a bombear a mesma quantidade de oxigênio para o corpo e existe a possibilidade de a criança ter alguma alteração neurológica?, 78

26. Informativo ACTC 2010; 3: 12-13

O que é tronco arterial comum? Quais os cuidados que devo ter com meu filho e qual o tratamento proposto? Ele realizou cirurgia aos 4 anos, terá necessidade de nova cirurgia?, 79

27. Informativo ACTC 2010; 4: 13

A miocardiopatia não compactada em uma criança pode ser explicada como uma mutação genética? Caso a mãe dessa criança tenha outro filho, há o risco de que ele tenha a mesma anomalia?, 80

28. Informativo ACTC 2011; 1/2: 13

Qual é a explicação médica que se pode dar quando em uma mesma família há dois cardiopatas, sendo um caso de cardiopatia adquirida e o outro, descoberto depois, com um diagnóstico de cardiopatia congênita? Isso é possível?, 81

29. Informativo ACTC 2011; 3:13

A medicação Tamiflu® administrada na época da gripe suína, que uma gestante de 7 meses tenha ingerido associada à amoxacilina, pode ter gerado uma malformação no coração?, 82

30. Informativo ACTC 2011; 4: 12-13

Meu filho fará uma cirurgia de Fontan, e eu até agora não consegui entender para que e como é feita., 83

31. Informativo ACTC 2012;1:12-13

Como posso entender o que é o diagnóstico de tetralogia de Fallot?, 85

32. Informativo ACTC 2012; 2: 12-13

Tenho ouvido falar em uma técnica desenvolvida pelo Dr. Jatene, batizada com o nome dele. Em que situações ela é usada?, 87

33. Informativo ACTC 2012; 3: 12-13

Gostaria de saber se há cardiopatias curáveis., 87

34. Informativo ACTC 2012; 4: 12-13

Como perceber os sintomas de uma parada cardíaca?, 90
Causas de parada cardíaca e morte súbita, 91
Características clínicas da parada cardíaca e morte súbita, 91

35. Informativo ACTC 2013; 1:13

Por que o portador de cardiopatia apresenta dificuldade no aprendizado e em alguns casos na fala?, 92

36. Informativo ACTC 2013; 2: 12-13

Meu filho nasceu com T4F (tetralogia de Fallot), fez a cirurgia paliativa aos 4 meses, correção total aos 2 anos e homoenxerto pulmonar aos 6. Agora com 9 anos, está com cavidades cardíacas normais e com função do VD (ventrículo direito) preservada (anteriormente com disfunção moderada). Mesmo estando neste bom estado clínico, ele pode ou não fazer exercícios físicos? Pode correr, brincar, jogar bola, como outras crianças? A atividade física é recomendada para crianças com cardiopatias?, 93

37. Informativo ACTC 2013; 3: 12-13

Um adolescente cardiopata pode ter uma vida profissional? Quais são os riscos?, 94

38. Informativo ACTC 2013; 4:12-13

Gravidez em adolescente cardiopata, pode? Como lidar com essa questão?, 95

39. Informativo ACTC 2014; 1:12,13

As intervenções cirúrgicas de média complexidade realizadas em bebês logo ao nascer são um indicador de uma qualidade de vida melhor e de uma vida adulta mais sadia?, 96

40. Informativo ACTC 2014; 2: 13

A alimentação equilibrada, ou seja, controle de sal, gordura, sódio e açúcar, ajuda até que ponto no tratamento das cardiopatias?, 98

41. Informativo ACTC 2014; 3: 13

Quais são os fatores de risco para cardiopatias fetais?, 99

42. Informativo ACTC 2014; 4: 13

Existem vários diagnósticos em cardiopatias. Quais são os mais comuns?, 100

43. Informativo ACTC 2015; 1: 12-13

Existe relação entre o pai ou mãe ter sido usuário de drogas ilícitas e o diagnóstico de ventrículo único/hipoplásico do filho?, 101

44. Informativo ACTC 2015; 2

Uma gestante que teve rubéola nos primeiros meses de gravidez corre mais riscos de seu bebê apresentar malformação no coração?, 102

45. Informativo ACTC 2015; 3

Todo cardiopata é cianótico?, 103

46. Informativo ACTC- 2015;4

Uma adolescente que tenha feito uso de medicação à base de isotretinoína (Roacutan®) e, por descuido, engravida, corre o risco de gerar um bebê com malformação cardíaca?, 105

47. Informativo ACTC, 2016;1:12

Qual é a relação entre saúde bucal e doenças do coração?, 106

48. Informativo ACTC 2016;2:12

Já é possível uma criança adolescente em fila de transplante, em prioridade, fazer uso do coração artificial?, 107

Índice Remissivo, 109

Primeira Parte

Principais Cardiopatias Congênitas

Cardiopatias Congênitas - Generalidades

1

O que são cardiopatias congênitas?

Constituem-se em defeitos cardíacos que advêm de malformações durante o desenvolvimento do coração na vida fetal. Isso ocorre precisamente nos três primeiros meses da gravidez.

Quais são as causas dessas malformações?

Inúmeras são as causas e agrupam-se em ambientais, genéticas e esporádicas. São exemplos das primeiras conhecidas infecções e parasitoses, como a rubéola e a toxoplasmose, entre outras. Nas genéticas, figuram como principais as síndromes de Down, de Marfan, Noonan, Turner, Edwards, Holt-Oram e Patau. Nas causas esporádicas, doenças maternas associadas como o diabetes e o lúpus eritematoso as ensejam e, também, o uso indevido de medicamentos nos primeiros meses da gravidez, daí sua proscrição sistemática nesse período.

E a incidência das cardiopatias?

Estima-se, segundo várias estatísticas, que as cardiopatias congênitas ocorram em 4 a 10 de cada 1000 recém-nascidos vivos. Cresce a sua incidência em natimortos e em abortos espontâneos até a cifras que correspondem de 20 a 30 de cada 1000 fetos.

Quais são os tipos de cardiopatias congênitas?

Há dois tipos, as cardiopatias congênitas acianóticas (coloração normal da pele) e as cianóticas (cor azulada das extremidades). As primeiras são mais frequentes, correspondendo a cerca de 70% de todas. Entre estas, as mais frequentes são as comunicações interatrial e interventricular, o canal arterial , além das estenoses pulmonar e aórtica e a coartação da aorta. As cianóticas (30% do total) são mais representadas pela tetralogia de Fallot e a transposição das grandes artérias, além das atresias tricúspide e pulmonar, anomalia de Ebstein, tronco arterial , ventrículo único, hipoplasia do coração esquerdo, drenagem anômala das veias pulmonares.

Como se exteriorizam?

Geralmente as cardiopatias acianóticas se manifestam através da presença de sopro cardíaco, audível em exames de rotina pediátrica; ou, quando de maior repercussão, por sinais de insuficiência cardíaca (cansaço, respiração difícil, dificuldade em ganhar peso, irritabilidade e inchaço).

Nas cardiopatias cianóticas, há a expressividade da cianose (coloração azulada da pele) em graus variáveis, como sinal preponderante, além do cansaço.

E o grau de repercussão e de gravidade dessas cardiopatias?

É variável, na dependência do tipo e tamanho do defeito, do grau da obstrução causada e do tempo evolutivo decorrido e, também, das intercorrências como infecções e do grau da hipertensão pulmonar. A análise clínica referente ao grau do defeito deve sempre ser orientada para cada caso em particular.

Pode-se ter ideia acerca da evolução natural das cardiopatias sem a operação corretiva?

A longevidade das cardiopatias se aproxima do normal desde que o grau do defeito seja discreto, por isso não há indicação operatória nesse grupo. O contrário ocorre quando o defeito se mostra de maior repercussão. Em média, a longevidade e evolução natural da comunicação interatrial (CIA) é de 40 anos de idade, da comunicação intraventricular (CIV) 27 anos, canal arterial 36 anos, estenose pulmonar 25 anos, estenose aórtica 34 anos, coartação da aorta 32 anos, tetralogia de Fallot 12 anos, atresia tricúspide 4 anos e atresia pulmonar 5 anos. Nas demais cardiopatias cianóticas a longevidade é mais curta, com mortalidade alta no decurso do 1º ano de vida ou mesmo no 1º mês.

Por que a indicação cirúrgica é feita para essas cardiopatias?

A indicação operatória precoce, ainda nos primeiros meses de vida, decorre da evolução desfavorável desse último grupo de cardiopatias cianóticas. A indicação mais eletiva, com alguns anos de idade, decorre da prevenção de fenômenos adquiridos que deterioram o coração ao longo do tempo, com a finalidade de aproximar a longevidade do normal.

Quais exames são auxiliares para o diagnóstico?

A radiografia de tórax e o eletrocardiograma, importantes para a caracterização funcional da cardiopatia, ajudam no diagnóstico clínico inicial. O ecocardiograma confirma o diagnóstico com acurácia suficiente para hoje se admitir que substitui o cateterismo cardíaco nesta função. A ressonância nuclear magnética e a tomografia cardiovascular se somam também nesse auxílio diagnóstico.

O cateterismo cardíaco pode corrigir defeitos?

Sim, este método pode eventualmente substituir a cirurgia cardíaca em muitas correções, como no alívio das estenoses pulmonar e aórtica, da coartação da aorta e até no fechamento de defeitos, como nas comunicações interatrial e interventricular e no canal arterial.

Pode-se ter um conhecimento do coração normal, para a compreensão posterior das cardiopatias congênitas?

Torna-se oportuna a consideração a respeito da anatomia de um coração normal para o devido entendimento posterior das diferentes cardiopatias. O coração, primordialmente, é composto por quatro cavidades: duas à direita e duas à esquerda (**Figura 1.1**). O átrio e ventrículo direitos são separados das cavidades à esquerda por septos, chamados de interatrial e interventricular. Às cavidades direitas chega o sangue proveniente do organismo através das duas veias cavas, superior e inferior, menos saturado de oxigênio (saturação de oxigênio em torno de 70%) e, por isso, de cor azulada. O sangue desemboca no átrio direito e deste ao ventrículo direito, passando pela valva tricúspide e daí à árvore arterial pulmonar pela valva pulmonar. Nos pulmões, passando o sangue pelas artérias pulmonares, ainda insaturado, consegue se tornar saturado de oxigênio (saturação de oxigênio superior a 95%) mediante a troca de gases no interstício entre o alvéolo e o capilar pulmonar. Daí retorna ao átrio esquerdo pelas quatro veias pulmonares, duas de cada lado, e ao ventrículo esquerdo, passando pela valva mitral e, em seguida, para a aorta através a valva aórtica. Deste ponto, o sangue saturado se distribui a todos os órgãos do corpo a fim de se estabelecer o metabolismo corporal, indispensável para a vida.

A circulação se repete, representada pela venosa à direita e pela arterial à esquerda.

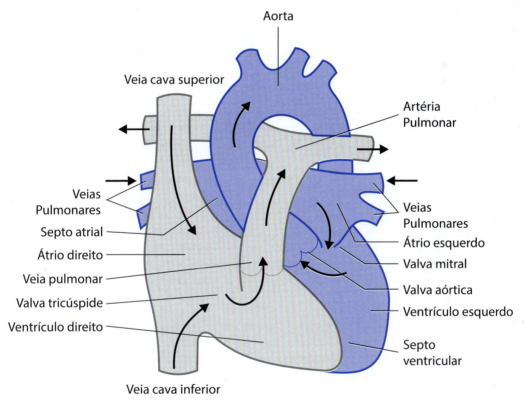

Figura 1.1 – Coração normal.

Comunicação Interatrial 2

DEFINIÇÃO E INCIDÊNCIA

Defeito cardíaco congênito localizado no septo atrial, o qual separa os dois átrios, o esquerdo do direito. Corresponde a cerca de 10 a 15% de todas as cardiopatias congênitas, sendo a mais frequentemente encontrada na idade adulta.

TIPOS DE DEFEITOS

Apresenta-se anatomicamente sob vários tipos, dependendo da localização no septo atrial (Figura 2.1). O mais comum (66%) é o localizado no meio do septo (*ostium secundum* ou tipo fossa oval). Nos outros tipos, mais acima e próximo da desembocadura da veia cava superior (seio venoso), mais abaixo e englobando o seio coronário (tipo seio coronário) e o mais baixo, junto às valvas atrioventriculares (*ostium primum*), neste tipo há geralmente outros defeitos cardíacos associados.

O forame oval não se constitui em defeito e é o resquício da comunicação interatrial que permite a passagem obrigatória de sangue do lado direito ao esquerdo na vida fetal.

ALTERAÇÃO FUNCIONAL

Dada a passagem do sangue do lado esquerdo para o direito ao nível atrial (Figura 2.2), sequencialmente estas estruturas sofrem aumento no diâmetro: átrio direito, ventrículo direito e artérias pulmonares centrais e periféricas. O átrio esquerdo não aumenta e, por isso, a hipertensão arterial pulmonar raramente ocorre. Por esse fato, torna-se a anomalia congênita de maior sobrevida e, daí, a mais encontrada na idade adulta.

GRAU DA REPERCUSSÃO

Depende do tamanho do defeito. Se pequeno (< 10 mm), não exterioriza sintomas. Mesmo quando de grande diâmetro, pode não mostrar repercussão pela ausência de hipertensão pulmonar e a boa complacência (acomodação do volume de sangue) das cavidades direitas.

EXTERIORIZAÇÃO CLÍNICA

Exterioriza-se por sopro cardíaco, audível rotineiramente pelo pediatra. Mantém-se sem sintomas até o adulto, quando podem ocasionar cansaço, arritmias e tromboembolismo, em vista da dilatação progressiva das cavidades direitas do coração.

CONDUTA

A indicação operatória é feita na idade pré-escolar, entre 2 e 5 anos, a fim de prevenir a progressão da dilatação das cavidades cardíacas direitas e, assim, poder aproximar a longevidade daquela apresentada por pessoas normais.

TÉCNICA OPERATÓRIA

A operação consiste em fechar o defeito com tecido biológico (pericárdio bovino), suturando-o nas bordas do defeito (seta).

Alternativa de fechamento com próteses de Amplatzer é possível, no cateterismo cardíaco intervencionista. A evolução é boa.

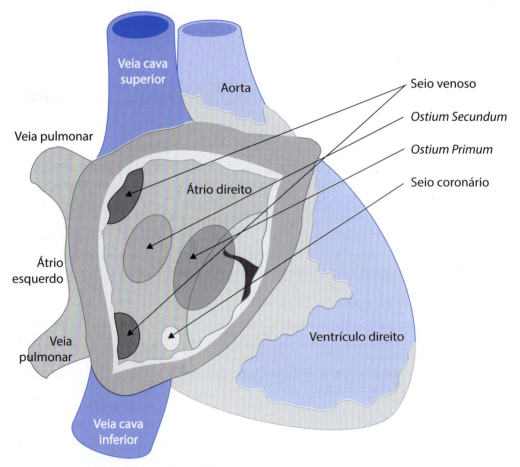

Figura 2.1 – Comunicação interatrial.

Comunicação Interatrial

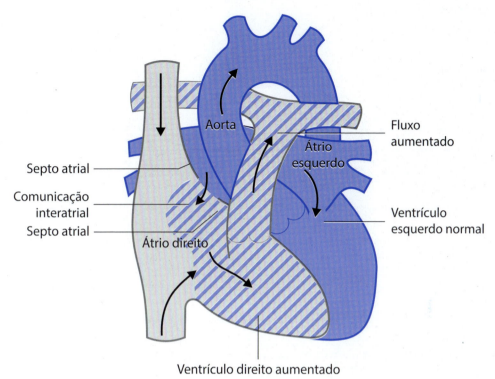

Figura 2.2 – Comunicação interatrial (CIA) - *ostium secundum*.

Comunicação Interventricular

3

DEFINIÇÃO E INCIDÊNCIA

Defeito cardíaco congênito localizado no septo interventricular que separa o ventrículo direito do esquerdo. Constitui-se na anomalia mais frequente, estimada em torno de 25% entre todas. Dadas, por um lado, a maior repercussão e a necessidade de correção precoce quando de grande diâmetro (> 8mm) e, por outro lado, dado o fechamento espontâneo quando de pequeno diâmetro (< 3mm), esta anomalia é menos encontrada na idade adulta em relação a outras.

TIPOS DE DEFEITOS

Localiza-se em vários pontos do septo interventricular, sendo o mais comum (70%) o localizado na via de saída ventricular, próximo às grandes artérias, pulmonar e aorta, na região dita perimembranosa (Figura 3.1). Pode também se situar na via de entrada dos ventrículos (5 a 10%), próximo às valvas atrioventriculares, ou na parte média do septo chamada de trabecular (20%). Há ainda aquelas imediatamente abaixo das valvas arteriais, pulmonar e aórtica, conhecidas como subarteriais (5%). Mais raramente, há associações delas e até as comunicações múltiplas, baixas no septo, em direção à ponta dos ventrículos, as em "queijo suíço", dada a semelhança.

ALTERAÇÃO FUNCIONAL

A passagem de sangue do lado esquerdo para o direito ocasiona aumento sequencial das seguintes estruturas cardíacas (Figura 3.2):

- ventrículo direito;
- artérias pulmonares;
- átrio esquerdo; e
- ventrículo esquerdo.

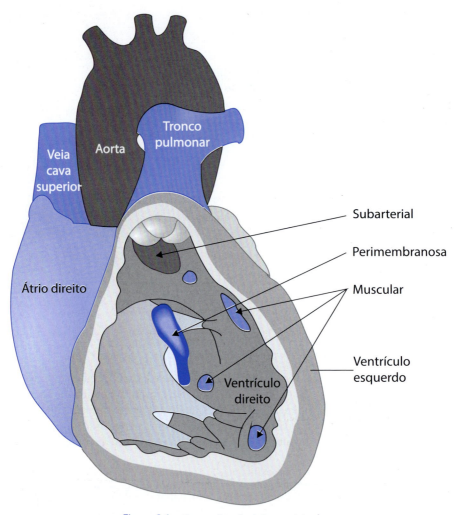

Figura 3.1 – Comunicação interventricular.

Consequentemente ao desvio de sangue para a direita, há diminuição do fluxo para a aorta. Dada a transmissão da pressão alta do ventrículo esquerdo ao ventrículo direito e deste para a artéria pulmonar, surge como consequência a hipertensão pulmonar.

GRAU DA REPERCUSSÃO

Proporcional ao tamanho do defeito.

EXTERIORIZAÇÃO CLÍNICA

Depende do tamanho e consequente grau de repercussão do defeito. Se pequeno (< 3mm), em 50% deles, não há manifestações clínicas, exteriorizam-se por sopros audíveis de rotina e frequentemente (80%) se fecham espontaneamente, ainda no 1º ano de vida. Se moderado (4 a 8 mm), em 25% dos defeitos, cansaço pode surgir com esforços e, quando grande (> 8 mm), em 25%, sinais

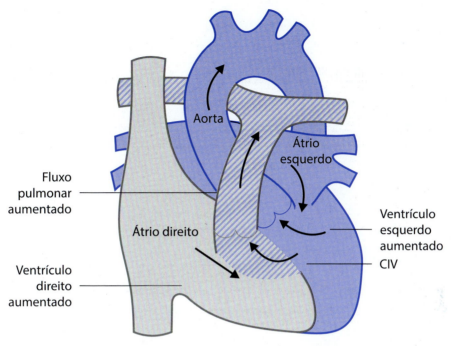

Figura 3.2 – **Comunicação interventricular (CIV).**

de insuficiência cardíaca são nítidos já nos primeiros meses, com respiração difícil, suor abundante, dificuldade em ganhar peso e infecções pulmonares repetidas.

CONDUTA

Depende da repercussão. É expectante dada a grande chance de fechamento espontâneo quando de tamanho discreto. A operação corretiva se considera nos demais, sendo nos primeiros meses no defeito grande e eletivamente, nos primeiros anos de vida, quando moderado.

TÉCNICA OPERATÓRIA

O fechamento do defeito do septo ventricular se faz, em geral, através a abertura do átrio direito, desinserindo-se a valva tricúspide e ocluindo-o com um remendo de pericárdio bovino (seta). A evolução é boa, caso não haja grau avançado de hipertensão pulmonar.

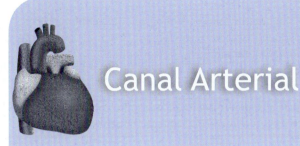

Canal Arterial

DEFINIÇÃO E INCIDÊNCIA

Constitui-se em uma estrutura arterial que comunica normalmente, na vida fetal, a artéria pulmonar esquerda à aorta descendente, após a emergência da artéria subclávia esquerda. Nesta fase, este vaso permite a continuidade do fluxo sanguíneo desde o ventrículo direito até a circulação sistêmica em virtude da ausência de função dos pulmões. Após o nascimento, este vaso se oclui e a sua persistência passa a ser patológica, levando fluxo aumentado para as artérias pulmonares. É uma das cardiopatias mais frequentes, incidindo em torno de 12%, entre todas.

TIPOS DE DEFEITOS

Subdivide-se de acordo com a morfologia do canal arterial, a qual tem importância para a programação do fechamento do defeito através do cateterismo intervencionista. Essencialmente, o diâmetro maior pode se localizar ao nível da aorta ou da artéria pulmonar, pode ele ser igual em ambas as extremidades ou formar obstruções em seu interior. Ademais, o diâmetro é muito variável, de 0,4 a 5 ou 6 mm.

ALTERAÇÃO FUNCIONAL

Dada a passagem do sangue da aorta às artérias pulmonares, através do canal arterial, as seguintes estruturas aumentam sequencialmente: artérias pulmonares, átrio esquerdo, ventrículo esquerdo e aorta ascendente, até o local do vaso anômalo (Figura 4.1). Assim, o fluxo de sangue diminui para a aorta descendente. A transmissão da pressão da aorta para as artérias pulmonares ocasiona hipertensão pulmonar proporcional ao tamanho do canal arterial.

GRAU DE REPERCUSSÃO

Depende do tamanho do canal arterial. Quando mínimo (< 1 mm), não há nenhuma repercussão e o defeito é dito silencioso. Quando pequeno (< 2 mm), moderado (2-4 mm) ou grande (> 4 mm), a repercussão é proporcional aos diferentes tamanhos.

EXTERIORIZAÇÃO CLÍNICA

A manifestação clínica do defeito pode pela ausculta rotineira de um sopro cardíaco, quando mínimo ou discreto, ou pelo cansaço progressivo conforme a presença de tamanhos maiores do canal arterial.

CONDUTA

A persistência do canal após o 1º ano de vida, passada a possibilidade de fechamento espontâneo nesta faixa etária, implica a indicação operatória, independentemente do tamanho, a fim de se evitar a frequente e até mortal endotelite infecciosa (infecção do endotélio dos vasos próximos ao canal arterial).

TÉCNICA OPERATÓRIA

O canal arterial pode ser fechado mediante pequena incisão pelo dorso do tórax, por ligadura deste com cadarço, ou com *clip* ou por secção e sutura das bordas.

Esta correção tem hoje, como outra opção, o cateterismo cardíaco intervencionista por intermédio de molas trombogênicas e próteses oclusivas. A evolução é boa, desde que não haja hipertensão pulmonar.

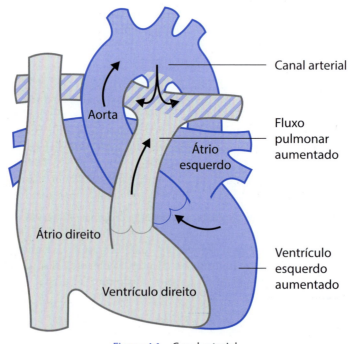

Figura 4.1 – Canal arterial.

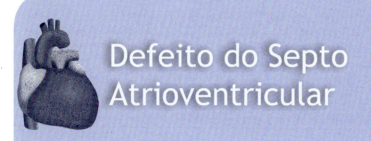

Defeito do Septo Atrioventricular

DEFINIÇÃO E INCIDÊNCIA

Constitui-se no defeito congênito cardíaco em que há mais participação genética, dada sua associação com a síndrome de Down em 60% dos casos. Decorre de malformação do coxim endocárdico, responsável pelo desenvolvimento dos septos atrial baixo e ventricular na via de entrada e das valvas atrioventriculares. Causa, por isso, comunicações interatrial e interventricular, aliadas a insuficiência das duas valvas atrioventriculares. Estima-se sua incidência em cerca de 5% entre todas as anomalias congênitas.

TIPOS DE DEFEITOS

A variabilidade anatômica é muito grande, mas a fim de simplificar os tipos podem-se dividi-los em dois principais: o total e o parcial.

No total (Figura 5.1), verifica-se a presença da comunicação interatrial tipo *ostium primum* (próximo às valvas atrioventriculares), a comunicação interventricular de via de entrada (abaixo das valvas atrioventriculares em região posterior) e um anel com uma única valva atrioventricular que separa os átrios dos ventrículos e com insuficiência valvar do lado direito e/ou esquerdo.

Na forma parcial, há alguns desses elementos presentes e o mais comum é a associação da comunicação interatrial com insuficiência da valva atrioventricular à esquerda (CIA+IM). Outros tipos são possíveis como comunicação interventricular com insuficiência da valva atrioventricular à direita.

ALTERAÇÃO FUNCIONAL

O tipo total apresenta alteração exagerada da dinâmica circulatória em face das inúmeras anomalias presentes. A passagem de sangue da esquerda para a direita ao nível atrial e ventricular é incrementada pela insuficiência das valvas atrioventriculares, à direita e à esquerda. A sobrecarga de volume de todas as cavidades cardíacas é adicionada à sobrecarga de pressão transmitida da esquerda para a direita.

O tipo parcial mais comum (CIA+IM) também exterioriza sobrecarga de volume de todas as cavidades em face da passagem de sangue da esquerda para a direita a nível atrial, o que leva à dilatação do átrio e ventrículo direitos e das artérias pulmonares, e a insuficiência da valva atrioventricular esquerda (refluxo de sangue do ventrículo esquerdo ao átrio esquerdo) ocasiona dilatação das cavidades à esquerda.

GRAU DE REPERCUSSÃO

O tipo total salienta grande e precoce repercussão nos primeiros meses de idade e o parcial, nos primeiros anos.

EXTERIORIZAÇÃO CLÍNICA

No tipo total, a insuficiência cardíaca é exagerada, havendo irritabilidade, respiração difícil, sudorese, desnutrição, infecções pulmonares e dificuldade em ganhar peso. O tipo parcial manifesta cansaço aos esforços nos primeiros anos de vida.

CONDUTA

A indicação operatória é obrigatória em face da progressão rápida da insuficiência cardíaca e da hipertensão pulmonar, principalmente no tipo total realizada nos primeiros meses e o parcial nos primeiros anos.

TÉCNICA OPERATÓRIA

No tipo total, a correção cirúrgica é feita através a colocação de remendos biológicos de pericárdio bovino para fechar os septos atrial e ventricular e dividir a valva atrioventricular única em dois anéis, ancorando-os nos septos recém-formados (seta). Na forma parcial o fechamento do septo atrial com remendo de pericárdio é acompanhado por sutura da fissura da valva atrioventricular esquerda.

Em geral a evolução é boa, exceto em casos com hipertensão pulmonar acentuada.

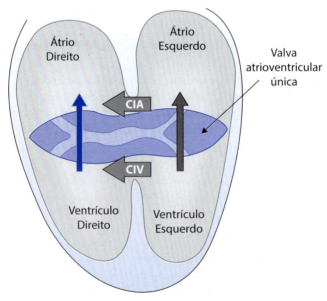

Figura 5.1 – Defeito do septo atrioventricular.

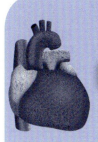
Estenose Pulmonar 6

DEFINIÇÃO E INCIDÊNCIA

Constitui-se em uma anomalia cardíaca congênita cuja fusão das válvulas que compõem o anel pulmonar, que separa o ventrículo direito do tronco pulmonar, dificulta o fluxo para os pulmões. Corresponde sua incidência a aproximadamente 10% das cardiopatias.

TIPOS DE DEFEITOS

Além do tipo mais comum descrito acima, a obstrução ao fluxo pulmonar pode também se situar, mais raramente, em outros locais, como na via de saída do ventrículo direito (estenose pulmonar infundibular) ou ainda acima da valva pulmonar em região supravalvar, como no tronco pulmonar ou mesmo nas artérias pulmonares (Figura 6.1).

ALTERAÇÃO FUNCIONAL

A primeira consequência dessas obstruções, independentemente do local de ocorrência, é o aumento da massa muscular do ventrículo direito e da pressão dentro dele, com a finalidade de vencer essa maior resistência e, assim, manter adequado o fluxo pulmonar. Esse fluxo diminui se a obstrução for muito acentuada ou quando o músculo do ventrículo direito sofrer diminuição da função com o passar do tempo.

GRAU DE REPERCUSSÃO

Varia conforme o grau da obstrução, de discreto (gradiente de pressão entre o ventrículo direito e o tronco pulmonar menor do que 40 mm Hg) a moderado (gradiente entre 50 a 80 mm Hg) ou acentuado (gradiente maior que 80 mm Hg).

EXTERIORIZAÇÃO CLÍNICA

Dada a manutenção do fluxo pulmonar nos graus discreto e moderado, o paciente se mostra sem sintomas e o diagnóstico da anomalia se faz na ausculta rotineira de um sopro cardíaco, em geral pelo pediatra. Nos graus mais acentuados, quando o fluxo pulmonar diminui, surgem cansaço, arritmias pelo aumento do átrio e ventrículo direitos e até cianose em face do desvio de sangue da direita para a esquerda ao nível atrial através do forame oval patente.

CONDUTA

Não é indicada intervenção alguma quando a repercussão desses casos for discreta, com gradiente de pressão de até 40 mm Hg, em face da evolução favorável, mesmo a longo prazo. Quando o gradiente de pressão for superior a 50 mm Hg, a indicação operatória passa a ser necessária.

TÉCNICA OPERATÓRIA

O alívio da obstrução das válvulas pulmonares é obtido mediante comissurotomia valvar cirúrgica ou dilatação valvar por cateterismo cardíaco intervencionista (cateter-balão inflado no ato do cateterismo). A evolução é boa, em geral.

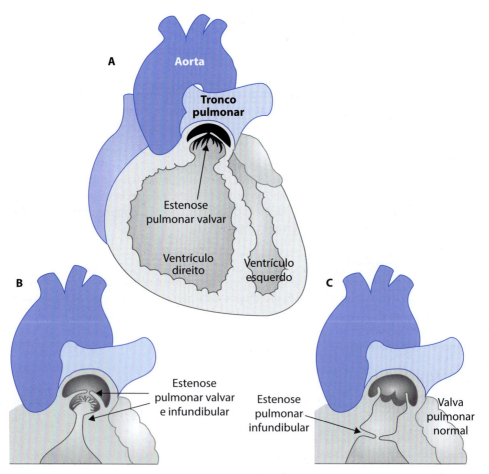

Figura 6.1 – Estenose pulmonar.

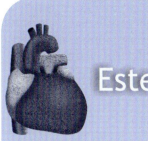

Estenose Aórtica

DEFINIÇÃO E INCIDÊNCIA

Constitui-se em uma anomalia cardíaca congênita cuja fusão das válvulas que compõem o anel aórtico, que separa o ventrículo esquerdo da aorta, dificulta o fluxo para o corpo todo. Incide aproximadamente em 5 a 10% das cardiopatias.

TIPOS DE DEFEITOS

Além do tipo mais comum descrito acima, a obstrução ao fluxo aórtico pode também se situar, mais raramente, em outros locais, como na via de saída do ventrículo esquerdo (estenose subaórtica) ou ainda acima da valva aórtica em região supravalvar (estenose supravalvar aórtica), após a emergência das artérias coronárias (Figura 7.1).

ALTERAÇÃO FUNCIONAL

A primeira consequência dessas obstruções, independentemente do local de ocorrência, é o aumento da massa muscular do ventrículo esquerdo e da pressão dentro dele com a finalidade de vencer a resistência imposta e, assim, manter adequado o fluxo para o corpo todo. Esse fluxo diminui se a obstrução for muito acentuada ou quando o músculo do ventrículo esquerdo sofrer diminuição da função com o passar do tempo.

GRAU DE REPERCUSSÃO

Varia conforme o grau da obstrução, de discreto (gradiente de pressão entre o ventrículo esquerdo e a aorta menor do que 40 mm Hg) a moderado (gradiente entre 50 a 80 mm Hg) ou acentuado (gradiente maior do que 80 mm Hg).

EXTERIORIZAÇÃO CLÍNICA

Dada a manutenção do fluxo aórtico nos graus discreto e moderado, o paciente se mostra sem sintomas e o diagnóstico da anomalia se faz pela ausculta rotineira de um sopro cardíaco, em geral pelo pediatra. Nos graus mais acentuados, quando o fluxo aórtico diminui, surgem cansaço, arritmias pelo aumento do ventrículo esquerdo e até sintomas de baixo débito de sangue para o corpo todo, como síncope e até morte súbita.

CONDUTA

Não é indicada intervenção alguma quando a repercussão for discreta, com gradiente de pressão de até 40 mm Hg, em face da evolução favorável, mesmo a longo prazo. Quando o gradiente de pressão for superior a 50 mm Hg, a indicação operatória é necessária.

TÉCNICA OPERATÓRIA

O alívio da obstrução das válvulas aórticas é obtido mediante comissurotomia valvar cirúrgica ou dilatação valvar por cateterismo cardíaco intervencionista (cateter-balão inflado no ato do cateterismo).

A evolução é passível de intercorrências, principalmente representadas por reestenose aórtica e necessidade até de reintervenção operatória.

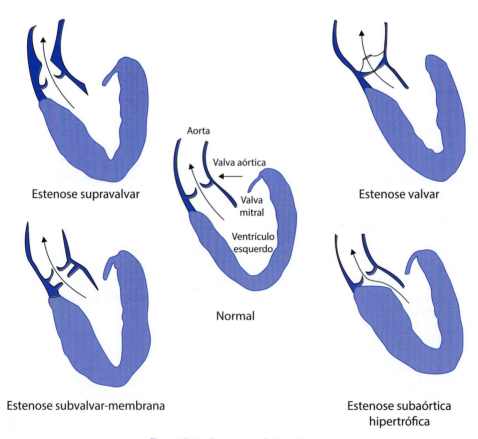

Figura 7.1 – Estenose aórtica: tipos.

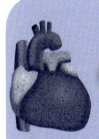

Coartação da Aorta

8

DEFINIÇÃO E INCIDÊNCIA

Malformação congênita localizada no início da aorta descendente. Caracteriza-se pelo desenvolvimento exagerado das camadas da parede da aorta, obstruindo essa região. A abertura da passagem pela aorta afetada pode ser tão pequena que chega, por vezes, até a obstruir quase totalmente a aorta. Habitualmente, acompanha-se de orifício obstrutivo que varia de 2 a 6 mm. Incide em aproximadamente 7% das cardiopatias congênitas. No período neonatal, correspondendo ao 1º mês de vida, pode vir associada em cerca de 30% dos casos a outros defeitos cardíacos, como a comunicação interventricular, por exemplo.

TIPOS DE DEFEITOS

O defeito pode ser localizado (Figura 8.1) ou mais longo e é atenuada a repercussão caso o canal arterial se mostre aberto, permitindo, assim, uma abertura maior da aorta. A obstrução da aorta em outros locais é mais rara.

ALTERAÇÃO FUNCIONAL

Como em todo defeito obstrutivo, há elevação da pressão no território antes da obstrução, criando um gradiente de pressão com a região distal, proporcional ao grau do defeito. Aumento das pressões nos membros superiores (braços) e diminuição das pressões nos membros inferiores (pernas) originam aumento da massa muscular do ventrículo esquerdo. O organismo se reorganiza criando vasos que interligam a região de maior pressão com a de menor pressão, aliviando, assim, a repercussão com o passar do tempo. Esse mecanismo se torna em um importante meio de compensação dinâmica.

GRAU DE REPERCUSSÃO

Varia conforme o grau da obstrução da aorta, sendo proporcional a ela. Considera-se a presença de coartação da aorta quando o gradiente de pressão entre os membros superiores e inferiores for maior do que 30 mm Hg. Pode ele alcançar valores bem maiores, até de 100 mm Hg. É oportuno lembrar que o aumento da pressão antes da obstrução ocorre tanto nos vasos dos membros superiores como nos vasos do cérebro, em vista de que ambos os vasos emergem em território próximo, uns dos outros.

EXTERIORIZAÇÃO CLÍNICA

A hipertensão arterial na parte superior do corpo pode se exteriorizar por dor de cabeça; e a hipotensão na parte inferior do corpo, por cansaço físico nas pernas, além da temperatura menor nesse território.

Quando no neonato a coartação se acentua abruptamente em face do fechamento rápido do canal arterial, pode haver exteriorização de insuficiência cardíaca grave com respiração difícil, irritabilidade, coração aumentado e necessidade de correção operatória rápida.

CONDUTA

A correção do defeito deve ser realizada antes dos dois anos de idade a fim de se evitar que a hipertensão cause alterações significativas no organismo todo e, principalmente, para que a hipertensão possa ser controlada, o que se torna mais difícil quando a correção se faz mais tardiamente.

TÉCNICA OPERATÓRIA

Através uma incisão dorsal no tórax, a aorta é seccionada e suturada, retirando-se a parte obstrutiva e restabelecendo-se, assim, a continuidade aórtica. Tal procedimento pode também ser feito mediante dilatação da região por cateterismo cardíaco, ajudado por *stents* (próteses metálicas) ou balões, mas em idades superiores a 12 anos.

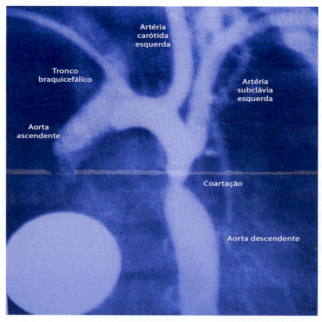

Figura 8.1 – Coartação da aorta.

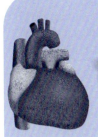

Tetralogia de Fallot

DEFINIÇÃO E INCIDÊNCIA

Anomalia mais comum entre todas as cianóticas. Caracteriza-se pela presença de dois defeitos principais (estenose pulmonar e comunicação interventricular), embora constem na sua definição mais outros dois, a hipertrofia de ventrículo direito e o cavalgamento da aorta no septo interventricular. Quando a estenose pulmonar se afigura importante, a ponto de limitar o fluxo pulmonar, há o desvio de sangue da direita para a esquerda ao nível ventricular, ocasionando a cianose. A incidência desta cardiopatia é de cerca de 7 a 10% do total de todas.

TIPOS DE DEFEITOS

Além dos defeitos mencionados, a tetralogia de Fallot se acompanha habitualmente de outros que incrementam sua repercussão. São eles representados por estenose do anel da valva pulmonar e estenoses nas artérias pulmonares.

ALTERAÇÃO FUNCIONAL

A alteração da dinâmica circulatória depende essencialmente do grau da obstrução ao nível da valva pulmonar, pois o tamanho da comunicação interventricular é sempre de grande dimensão (Figura 9.1). Se a estenose pulmonar for discreta, permite passagem de sangue da esquerda para a direita ao nível ventricular, como ocorre também no defeito isolado da comunicação interventricular. Tal fato se sucede nos primeiros meses de vida quando não se percebe ainda a cianose. Com a progressão da obstrução pulmonar, ocorrem a limitação do fluxo pulmonar, aumento da pressão no ventrículo direito e com consequente passagem de sangue da direita para a esquerda através da comunicação interventricular e aparecimento da cianose. Com a maior hipertrofia do ventrículo direito aparece também a estenose subvalvar pulmonar da região dita infundibular ou da via de saída do ventrículo (Figura 9.2). Nessa situação, há predisposição ao surgimento de crises de cianose, que se mostram de caráter súbito, em face do espasmo do infundíbulo do ventrículo direito, antes da valva pulmonar, com passagem consequente de sangue da direita para a esquerda.

GRAU DE REPERCUSSÃO

Varia o grau da cianose conforme a maior ou menor passagem do sangue da direita para a esquerda através da comunicação interventricular. Assim, a intensidade da cianose depende essencialmente do grau da obstrução da valva pulmonar. Como esta obstrução aumenta progressivamente com o passar do tempo, igualmente se nota o aumento evolutivo da cianose.

EXTERIORIZAÇÃO CLÍNICA

Como a obstrução pulmonar é progressiva, nota-se que a cianose se torna nítida a partir de alguns meses de idade e aumenta na evolução na dependência do grau da estenose pulmonar. As crises de cianose ocorrem, em geral, nos 2 primeiros anos de vida.

CONDUTA

Dada a progressão da cianose, com suas consequências inadequadas para o organismo todo, a correção operatória deve ser considerada rapidamente, ainda nos 2 primeiros anos de idade.

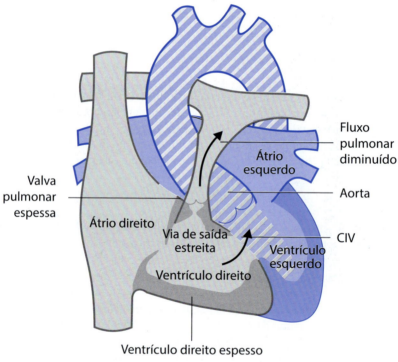

Figura 9.1 – Tetralogia de Fallot.

Prefere-se, hoje, até a correção nos primeiros meses a se evitar que a hipertrofia do ventrículo direito se exacerbe mais e crie problemas futuros.

TÉCNICA OPERATÓRIA

Ressecção da estenose infundibular e alargamento da via de saída do ventrículo direito e do anel pulmonar com uma placa de pericárdio bovino, habitualmente, são utilizados a fim de aliviar a obstrução a este nível. A comunicação interventricular é fechada também com material biológico, tipo pericárdio bovino. Quando as artérias pulmonares são pequenas, podem ser substituídas por enxertos biológicos, ditos "homoenxertos".

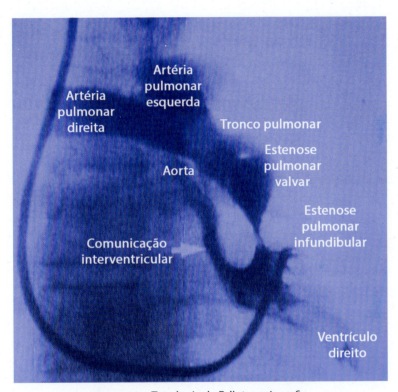

Figura 9.2 – **Tetralogia de Fallot: angiografia.**

Atresia Pulmonar com Comunicação Interventricular

10

DEFINIÇÃO E INCIDÊNCIA

Anomalia cianótica que se acompanha de atresia da valva pulmonar (interrupção total do fluxo do ventrículo direito para a artéria pulmonar) e, daí, com esse obstáculo total na saída do ventrículo direito para o tronco pulmonar, permite que a comunicação interventricular seja o orifício de continuidade do fluxo em direção ao ventrículo esquerdo e à aorta. O sangue alcança os pulmões, a fim de se obter a oxigenação adequada para a sobrevida, através de vasos colaterais que saem da aorta descendente para se anastomosarem com as artérias pulmonares ou, ainda, pelo canal arterial que conecta a aorta com a árvore arterial pulmonar. A incidência dessa cardiopatia oscila em torno de 2%.

TIPOS DE DEFEITOS

Há vários tipos desse defeito dada a diversidade de apresentação das artérias pulmonares. Em um deles, a árvore pulmonar é toda constituída, exceto pela ausência do tronco pulmonar, sendo nutrida por um canal arterial. Em um tipo oposto, as artérias pulmonares são totalmente ausentes, representadas apenas por estruturas intrapulmonares (dentro dos pulmões), sendo estas nutridas através de vasos colaterais sistêmico-pulmonares, que se originam da aorta descendente em direção às artérias pulmonares dentro dos pulmões. Em um tipo intermediário, as artérias são parcialmente presentes, estando também patentes os vasos sistêmico-pulmonares (Figura 10.1).

ALTERAÇÃO FUNCIONAL

A dinâmica circulatória dependerá do número e do tamanho dos vasos sistêmico-pulmonares e/ou do canal arterial. Em caso de serem adequados, o fluxo pulmonar será proporcional e bem balanceado com o fluxo sistêmico, este para o organismo como um todo. Contrariamente, quando o fluxo pulmonar se torna deficiente e diminuído, decorre essa situação de vasos sistêmico-pulmonares de pequena dimensão ou que apresentem obstruções, ocasionando cianose mais acentuada.

GRAU DA REPERCUSSÃO

Na primeira situação, a intensidade da cianose será discreta e a evolução, mais favorável. Na outra, a cianose será mais intensa com problemas evolutivos.

EXTERIORIZAÇÃO CLÍNICA

A cianose variável é a manifestação principal desta cardiopatia. Somam-se a hipertensão pulmonar e sinais de insuficiência cardíaca (cansaço, respiração difícil, ganho de peso inadequado) quando o fluxo pulmonar se mostra aumentado, em presença de vasos sistêmico-pulmonares calibrosos. A cianose se torna mais acentuada em quadros anatomofuncionais que se acompanhem de fluxo pulmonar diminuído.

CONDUTA

Indicam-se operações que equilibrarão mais os fluxos pulmonar e sistêmico, quando o fluxo pulmonar se mostra muito aumentado, com vasos calibrosos (cianose discreta) ou quando se mostra diminuído com vasos pequenos (cianose acentuada).

TÉCNICA OPERATÓRIA

Em ambas situações, procura-se adequar os fluxos mediante a interrupção da conexão dos vasos sistêmico-pulmonares entre a aorta e as artérias pulmonares e realizar uma anastomose entre a artéria subclávia e a artéria pulmonar, à direita ou à esquerda (operação de Blalock-Taussig). Por vezes, torna-se necessária a anastomose entre as artérias pulmonares em um mesmo pulmão, unindo os vários segmentos arteriais ou entre as duas artérias pulmonares desconectadas, em um contexto diversificado e complexo a fim de unificar toda a árvore arterial pulmonar para, em um segundo ou até em um terceiro tempo, poder conectar diretamente, ou por tubos plásticos, ou por homoenxerto, o ventrículo direito ao tronco pulmonar.

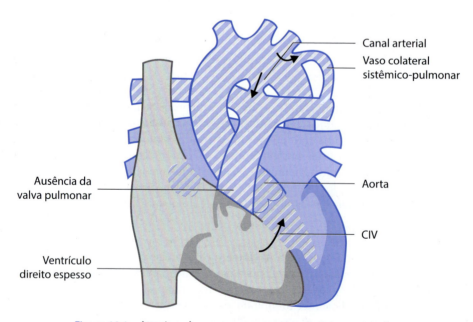

Figura 10.1 – Atresia pulmonar com comunicação interventricular.

Atresia Tricúspide

11

DEFINIÇÃO E INCIDÊNCIA

Constitui-se anatomicamente pela ausência da conexão entre o átrio e o ventrículo direito, formada por estrutura fibrosa que exige obrigatoriamente a presença de comunicação interatrial com o átrio esquerdo para a sobrevida. Alcança aproximadamente de 1 a 3% de todas as cardiopatias congênitas.

TIPOS DE DEFEITOS

Variantes anatômicas (Figura 11.1) determinam os vários tipos desta anomalia. O tipo mais comum é aquele que se acompanha de obstrução ao fluxo pulmonar com discreta comunicação interventricular e com concordância ventriculoarterial (ventrículo direito com o tronco pulmonar e ventrículo esquerdo com a aorta - Tipo Ib) ou com discordância ventriculoarterial (ventrículo direito conectado à aorta e ventrículo esquerdo ao tronco pulmonar - Tipo IIb). A obstrução total do fluxo pulmonar (atresia pulmonar) corresponde aos tipos Ia (com concordância ventriculoarterial) e IIa (com discordância ventriculoarterial). Os menos comuns correspondem aos sem obstrução ao fluxo pulmonar, geralmente com grande comunicação interventricular, conhecidos como Ic (com concordância ventriculoarterial) e IIc (com discordância ventriculoarterial).

ALTERAÇÃO FUNCIONAL

A presença da obstrução pulmonar limita o fluxo de sangue aos pulmões e a ausência dela o exagera.

GRAU DA REPERCUSSÃO

Por um lado, quanto maior a obstrução pulmonar, menor o fluxo de sangue aos pulmões, manifestando exagerada repercussão hipóxica. Por outro lado, sem obstrução pulmonar, há grande fluxo pulmonar e sobrecarga de volume do coração como um todo, com quadro de insuficiência cardíaca. O quadro de equilíbrio é obtido quando a obstrução pulmonar se mostra em grau moderado.

EXTERIORIZAÇÃO CLÍNICA

Variável na dependência da repercussão dos defeitos, desde cianose discreta até mais acentuada no grupo com obstrução ao fluxo e insuficiência cardíaca no grupo sem obstrução pulmonar.

CONDUTA

Observação clínica em quadros estáveis e conduta cirúrgica naqueles com repercussão de cianose e/ou insuficiência cardíaca acentuadas.

TÉCNICA OPERATÓRIA

Com cianose importante, anastomose sistêmico-pulmonar como operação de Blalock-Taussig (conexão entre as artérias subclávia e a pulmonar), operação de Glenn bidirecional (anastomose entre a veia cava superior e a artéria pulmonar direita) e a operação cavopulmonar total (anastomose das veias cavas com a artéria pulmonar direita) devem ser consideradas.

Com insuficiência cardíaca, bandagem do tronco pulmonar é inicialmente realizada, com posterior consideração da operação cavopulmonar total na evolução.

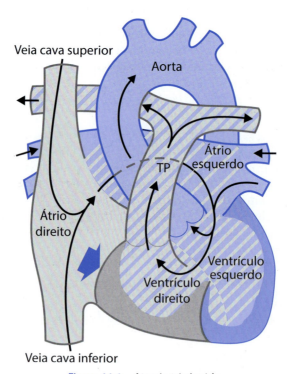

Figura 11.1 – Atresia tricúspide

Ventrículo Único

12

DEFINIÇÃO E INCIDÊNCIA

Caracteriza-se pela presença de um só ventrículo principal, que recebe o sangue de ambos os átrios, com morfologia ventricular variável, semelhante à do ventrículo direito (ventrículo único tipo direito), à do ventrículo esquerdo (ventrículo único tipo esquerdo) ou com forma indeterminada (ventrículo único tipo indeterminado). Da cavidade ventricular, o sangue se dirige às duas grandes artérias: a aorta e a artéria pulmonar. A incidência é ao redor de 1,5% de todas as cardiopatias congênitas.

TIPOS DE DEFEITOS

Em ventrículo único tipo direito e também no tipo indeterminado, as duas artérias emergem desse ventrículo, podendo haver ou não obstrução ao fluxo pulmonar. No tipo esquerdo, há sempre um ventrículo direito rudimentar de onde emerge a artéria pulmonar (concordância ventriculoarterial) ou a aorta (discordância ventriculoarterial), com ou sem obstrução ao fluxo pulmonar (Figura 12.1).

ALTERAÇÃO FUNCIONAL

Depende da presença ou não da obstrução do fluxo pulmomar. Sem obstrução, há hiperfluxo pulmonar e quadro de insuficiência cardíaca e, com obstrução, diminuição do fluxo pulmonar e quadro de cianose variável.

GRAU DA REPERCUSSÃO

A insuficiência cardíaca sempre se manifesta com grau importante e o quadro de hipóxia (cianose) depende do grau da obstrução ao fluxo pulmonar. Quanto menor a obstrução, menos intensa será a cianose.

EXTERIORIZAÇÃO CLÍNICA

A insuficiência cardíaca se expressa pela dificuldade de respiração e de ganhar peso, pela palidez, sudorese e irritabilidade. A cianose, pela cor arroxeada, que geralmente se torna progressiva com o tempo.

CONDUTA

A fim de impedir o aparecimento de infecções pulmonares e da hipertensão arterial pulmonar nos casos sem obstrução ao fluxo pulmonar, nestes se recomenda a indicação operatória precoce, nos primeiros meses de vida. Nos demais, a operação é realizada na dependência do grau da cianose, em qualquer idade.

TÉCNICA OPERATÓRIA

A bandagem pulmonar é realizada nos casos sem obstrução ao fluxo pulmonar, operações anastomóticas tipo Blalock-Taussig nos primeiros meses e tipo Glenn e cavopulmonar total, a partir do 1º ano de vida.

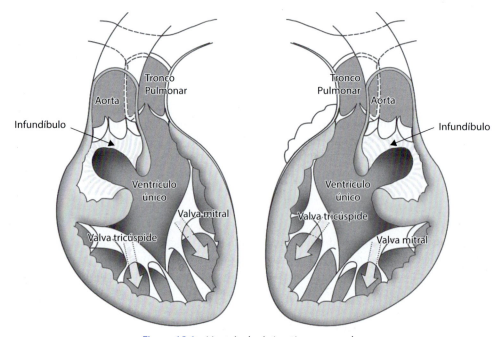

Figura 12.1 – Ventrículo único tipo esquerdo.

Tronco Arterial Comum 13

DEFINIÇÃO E INCIDÊNCIA

Defeito congênito cardíaco no qual um só vaso emerge do coração, chamado de tronco arterial comum, de onde em geral se divide para a continuidade da aorta e das artérias pulmonares. Incide em torno de 1 a 2% de todas as cardiopatias.

TIPOS DE DEFEITOS

Correspondem a três tipos principais conforme a emergência das artérias pulmonares do tronco arterial comum: precedidas por um pequeno tronco pulmonar (tipo I) (Figura 13.1), diretamente da face posterior (tipo II) ou das faces laterais do mesmo (tipo III). Em geral não se acompanham de obstruções ao fluxo pulmonar e, eventualmente, pode ocorrer obstrução da aorta e da valva truncal.

ALTERAÇÃO FUNCIONAL

Dado que o fluxo pulmonar é aumentado, há sobrecarga de volume do coração, o que acarreta quadros variáveis de insuficiência cardíaca e de hipertensão pulmonar.

GRAU DA REPERCUSSÃO

Geralmente, a repercussão é pronunciada ainda no 1º mês de vida. Favorece também o aparecimento de infecções pulmonares e a dificuldade em ganhar peso.

EXTERIORIZAÇÃO CLÍNICA

Faz-se pelo quadro de insuficiência cardíaca com dificuldade de respiração e de ganhar peso, pela sudorese, irritabilidade e por infecções pulmonares.

CONDUTA

A orientação operatória deve ser precoce, idealmente no 1º mês de idade, antes que alterações funcionais se mostrem cada vez mais acentuadas.

TÉCNICA OPERATÓRIA

Para a correção deste defeito, há duas técnicas principais – a de Rastelli, conectando-se o ventrículo direito às artérias pulmonares mediante a colocação de um tubo valvado, e a de Barbero--Marcial, na qual esta conexão faz-se diretamente, sem interposição de qualquer tubo. A evolução tem-se mostrado adequada.

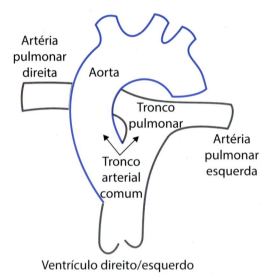

Figura 13.1 – Tronco arterial.

Transposição das Grandes Artérias

14

DEFINIÇÃO E INCIDÊNCIA

Anomalia congênita, de exteriorização, em geral, no período neonatal, que se caracteriza pela saída invertida das grandes artérias, isto é, a aorta do ventrículo direito e o tronco pulmonar do ventrículo esquerdo (Figura 14.1). Incide aproximadamente em 7% de todas as cardiopatias congênitas.

TIPOS DE DEFEITOS

Em face dessa anomalia arterial, favorecendo que o sangue se mantenha em circulações paralelas e independentes, a sistêmica e a pulmonar, torna-se obrigatória a presença de defeitos associados a fim de misturar o sangue entre elas. Assim, para a manutenção da vida, um simples forame oval (Figura 14.2) entre os dois átrios passa a ser suficiente. Amplas comunicações, interatrial e/ou interventricular, e ainda o canal arterial, estabelecem situações funcionais mais adequadas. Obstrução ao fluxo pulmonar e a coartação da aorta podem, eventualmente, complicar os outros defeitos mencionados.

ALTERAÇÃO FUNCIONAL

Depende do grau da mistura entre as duas circulações. Quando essa mistura se faz discreta, o fluxo pulmonar aumenta, mas também de maneira discreta e, quanto maior essa mistura, o hiperfluxo pulmonar se torna mais nítido. Na primeira situação, a cianose é mais acentuada e na outra se torna mais discreta, advindo, no entanto, sinais de insuficiência cardíaca, como dificuldade de respiração, dentre outros.

GRAU DA REPERCUSSÃO

Tanto quando a mistura de sangue se mostra discreta como quando se mostra acentuada, o grau da repercussão será sempre pronunciado, com cianose acentuada na primeira situação e insuficiência cardíaca na outra. Um equilíbrio pode ocorrer quando o fluxo pulmonar se mostra moderadamente aumentado em situações dinâmicas que acompanham, por exemplo, a comunicação interventricular de moderada dimensão, ou mesmo de grande porte, mas compensada pela presença de obstrução ao fluxo pulmonar.

EXTERIORIZAÇÃO CLÍNICA

Cianose, insuficiência cardíaca e hipertensão pulmonar se exteriorizam precocemente e em graus variáveis, favorecendo uma evolução rapidamente fatal. Estima-se que naturalmente 90% dos pacientes com essas anomalias falecem até o final do 1º ano de vida.

CONDUTA

A indicação cirúrgica deve ser precoce, ainda no 1º mês de vida, sendo vital a operação de Jatene nesse período etário. Em casos de evolução mais favorável, é possível a indicação com alguns meses ou, mais raramente, com alguns anos de idade.

TÉCNICA OPERATÓRIA

A técnica de Jatene corrige anatomicamente o defeito transpondo as duas artérias, a aorta para o ventrículo esquerdo e a artéria pulmonar para o ventrículo direito. A técnica de Senning redireciona o sangue ao nível atrial, das veias cavas para o ventrículo esquerdo e das veias pulmonares para o ventrículo direito. A operação de Rastelli redireciona o sangue do ventrículo esquerdo para a aorta através da comunicação interventricular e do ventrículo direito para o tronco pulmonar através de um tubo valvado, quando há associação da estenose pulmonar.

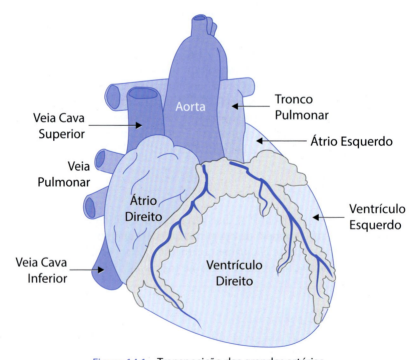

Figura 14.1 – Transposição das grandes artérias.

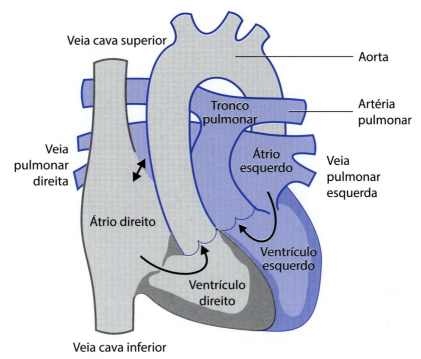
Figura 14.2 – Transposição das grandes artérias.

Drenagem Anômala Total das Veias Pulmonares

15

DEFINIÇÃO E INCIDÊNCIA

As veias pulmonares drenam de forma anômala o sistema venoso sistêmico (veias cavas ou diretamente no átrio direito), permitindo que todo o retorno de sangue ao coração se faça para o lado direito deste. Sua incidência oscila em torno de 2,5% de todas as cardiopatias congênitas.

TIPOS DE DEFEITOS

Na maioria dos pacientes, a drenagem anômala se faz em uma veia vertical à esquerda, que se junta à veia cava superior direita e, daí, ao átrio direito (Figura 15.1). Mais raramente, na própria veia cava superior direita, no átrio direito, no seio coronário e ainda em região infradiafragmática. Há também o tipo misto, no qual as quatro veias drenam separadamente as regiões citadas.

ALTERAÇÃO FUNCIONAL

Em face da junção de todo o volume de sangue em direção ao lado direito do coração, há grande sobrecarga deste compartimento e, como consequência, o fluxo pulmonar aumenta e pode surgir a hipertensão pulmonar.

GRAU DA REPERCUSSÃO

Depende essencialmente do tamanho da obrigatória comunicação interatrial. Quando esta é grande, há a vasão do fluxo do sangue do lado direito para o esquerdo diminuindo a sobrecarga de volume naquele compartimento. Ademais, a obstrução ao fluxo pelas veias pulmonares pode também provocar congestão nos pulmões, aumentando a repercussão do defeito principal.

EXTERIORIZAÇÃO CLÍNICA

Manifesta-se pelo quadro de insuficiência cardíaca, com dificuldade de respiração e de ganhar peso além de sudorese, irritabilidade e infecções pulmonares.

CONDUTA

A indicação operatória precoce, ainda nos primeiros meses de idade, se torna obrigatória em face da evolução clínica desfavorável. Pode ser precedida da abertura do septo atrial pela atriosseptostomia realizada no cateterismo cardíaco, afim de melhorar a condição clínica do lactente.

TÉCNICA OPERATÓRIA

O redirecionamento do fluxo das veias pulmonares para o átrio esquerdo se faz pela conexão direta da veia vertical esquerda com a face posterior atrial. Quando a drenagem se faz em outros locais, realiza-se a conexão direta ou por túneis em direção ao átrio esquerdo.

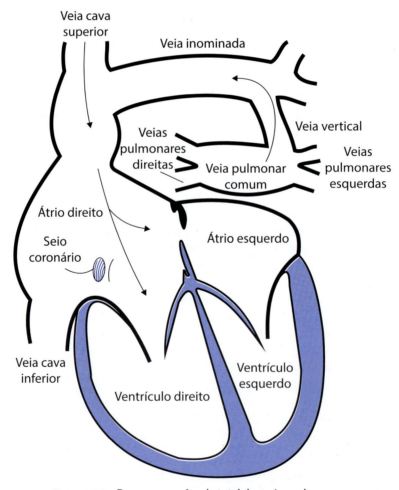

Figura 15.1 – Drenagem anômala total das veias pulmonares.

Anomalia de Ebstein 16

DEFINIÇÃO E INCIDÊNCIA

Defeito com inserção mais baixa das válvulas da valva tricúspide, incorporando, assim, parte do ventrículo direito ao átrio direito, com consequente insuficiência da valva (regurgitação do sangue do ventrículo ao átrio direito), o que favorece desvio de sangue do lado direito para o esquerdo por forame oval ou por comunicação interatrial. Sua incidência oscila entre 0,5 e 1% de todas as cardiopatias congênitas.

TIPOS DE DEFEITOS

As válvulas mais acometidas correspondem à posterior e à septal, preservando, geralmente, a anterior. A diminuição do tamanho do ventrículo direito é inerente ao aumento do átrio direito (Figura 16.1). Defeitos associados são raros, com destaque à estenose pulmonar e à atresia pulmonar.

ALTERAÇÃO FUNCIONAL

A insuficiência da valva tricúspide, proporcional à malformação valvar, acarreta aumento do átrio direito e, com a elevação da pressão nessa cavidade, há condições à passagem do sangue para o átrio esquerdo, por algum pertuito interatrial. Como consequências, surgem a hipóxia e sinais de insuficiência cardíaca à direita.

GRAU DA REPERCUSSÃO

Varia conforme a intensidade da insuficiência da valva tricúspide.

EXTERIORIZAÇÃO CLÍNICA

Quando a repercussão é exagerada, há exteriorização clínica nos primeiros dias de vida com cianose e insuficiência cardíaca direita (hepatomegalia, inchaço de membros inferiores e dificuldades de digestão). Mas, em geral, a exteriorização é gradual nos primeiros anos de vida com cansaço, cianose e fenômenos de taquicardia paroxística.

CONDUTA

Depende da repercussão do defeito. Quando não há manifestação de realce, o paciente permanece em observação clínica e a indicação cirúrgica é posposta para uma fase com maior repercussão.

TÉCNICA OPERATÓRIA

A plástica da valva tricúspide constitui-se sempre no maior objetivo cirúrgico e, quando se torna de difícil exequibilidade, a troca valvar por valva biológica é a escolhida. Atualmente, ganha vulto a "técnica do cone", de Da Silva JP, para a correção da valva tricúspide deformada.

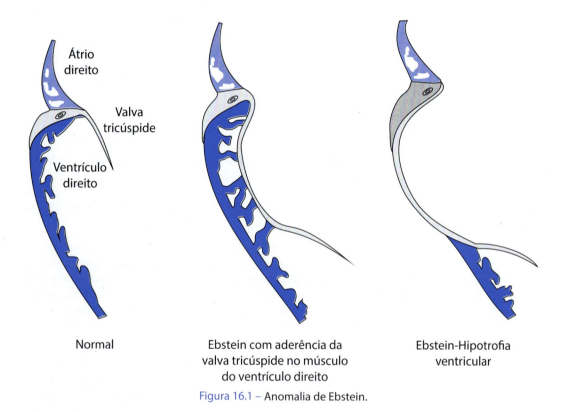

Figura 16.1 – Anomalia de Ebstein.

Atresia Pulmonar com Septo Ventricular Íntegro

17

DEFINIÇÃO E INCIDÊNCIA

Anomalia congênita que se caracteriza por ausência de conexão entre o ventrículo direito e o tronco pulmonar. Como o septo ventricular é íntegro, o tamanho do ventrículo direito é, em geral, diminuído. Sua incidência oscila em torno de 2,5% de todas as cardiopatias congênitas.

TIPOS DE DEFEITOS

A atresia pulmonar pode se localizar ao nível da via de saída do ventrículo direito ou da valva, esta, em geral, imperfurada (Figura 17.1). O ventrículo direito é pequeno, sendo limitado à porção de entrada ou esta somada também à via de saída. Raramente, o ventrículo direito se avoluma mais do que o esquerdo, em presença de insuficiência tricúspide acentuada. A associação com um pertuito ao nível septoatrial é obrigatória. Em alguns casos, por sinusoides, o ventrículo direito se anastomosa com as artérias coronárias, ocasionando um fluxo reverso em direção à aorta.

ALTERAÇÃO FUNCIONAL

Com a ausência da comunicação do ventrículo direito com o tronco pulmonar, o sangue retorna obrigatoriamente ao átrio direito e deste ao átrio esquerdo por uma comunicação interatrial, ocasionando cianose. O sangue alcança as artérias pulmonares através do canal arterial. Quando a insuficiência tricúspide é pronunciada, acresce quadro de insuficiência cardíaca direita.

GRAU DA REPERCUSSÃO

O grau da hipóxia depende essencialmente do tamanho do canal arterial. Quanto maior for o canal, aumenta mais o fluxo de sangue para os pulmões e a cianose se torna menos acentuada. A insuficiência tricúspide acentuada predispõe a sinais de insuficiência cardíaca direita.

EXTERIORIZAÇÃO CLÍNICA

A cianose se acentua rapidamente nos primeiros dias de vida, uma vez que o canal arterial se estreita nesse período etário. Outros sinais se somam, como aumento do abdome dado o incremento do fígado.

CONDUTA

A dilatação do canal arterial pelo uso da prostaglandina E1 favorece a melhora clínica inicial para posterior ação cirúrgica ou por cateterismo cardíaco intervencionista. Uma segunda intervenção é quase sempre necessária desde que a cianose se torne progressivamente mais acentuada.

TÉCNICA OPERATÓRIA

Valvoplastia pulmonar por cateter-balão tem sido útil a ponto de substituir a operação cardíaca (valvotomia pulmonar) e, desta maneira, com o uso de prostaglandina E1 dilatando o canal arterial, é possível que se tenha tempo para que o ventrículo direito cresça a ponto de adequar a situação dinâmica. Outra técnica também empregada é a anastomose sistêmico-pulmonar, tipo Blalock-Taussig. Em uma segunda intervenção, a partir de 2 anos de idade, a operação cavopulmonar é considerada.

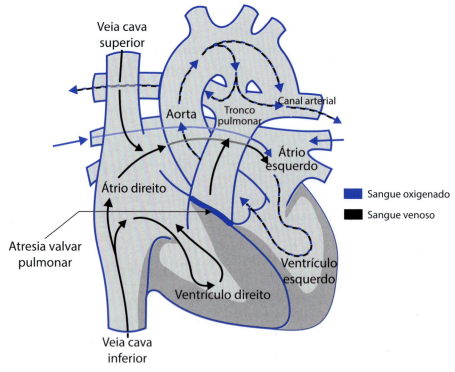

Figura 17.1 – Atresia valvar pulmonar.

Hipoplasia do Coração Esquerdo

18

DEFINIÇÃO E INCIDÊNCIA

Caracteriza-se pela dimensão diminuída das cavidades cardíacas esquerdas (átrio e ventrículo esquerdos e a aorta ascendente, incluindo-se as valvas mitral e aórtica), o que acarreta a dependência da circulação sistêmica da circulação pulmonar, nutrida através do canal arterial patente (Figura 18.1). É considerada a anomalia mais grave entre todas, com evolução natural desfavorável e rapidamente fatal. A incidência oscila em torno de 1 a 1,5% entre todas as anomalias cardíacas congênitas.

TIPOS DE DEFEITOS

Este conjunto de anomalias é acompanhado obrigatoriamente da comunicação interatrial e do canal arterial. Variantes anatômicas ocorrem, mas não interferem no resultado dinâmico, como a ausência de conexão (atresia) entre o átrio esquerdo e o ventrículo esquerdo ou a hipoplasia mitral (valva diminuída) e o mesmo para a valva aórtica. Outros defeitos são mais raramente associados.

ALTERAÇÃO FUNCIONAL

Em face do tamanho pequeno das cavidades esquerdas, o sangue, quando chega ao átrio esquerdo, se direciona para o átrio direito através da comunicação interatrial e, por isso, há sobrecarga de volume das cavidades direitas e das artérias pulmonares. O sangue alcança a aorta pelo canal arterial e é encaminhado para a parte descendente da aorta e para a aorta ascendente também, mas nesta de maneira retrógrada, a fim de nutrir a circulação coronária.

Quando o canal arterial diminui seu tamanho ou ocorre o decréscimo da pressão arterial pulmonar, surge o chamado baixo débito sistêmico, pela redução do fluxo para a aorta. Tal fenômeno ocorre precocemente na vida, nas primeiras horas a dias.

GRAU DA REPERCUSSÃO

Depende de variáveis como o tamanho da comunicação interatrial (CIA), do canal arterial e do grau da hipertensão pulmonar. A CIA, quando pequena, mantém a pressão pulmonar elevada e passa, assim, a ser útil para a manutenção do fluxo para a aorta. Por outro lado, quando a CIA é grande, favorece o fluxo rápido para o átrio direito, o que ocasiona diminuição da pressão pulmonar retrogradamente, fazendo supor ser ela um fator desfavorável para a instalação do baixo débito cardíaco. Outro fator também adverso, que ocasiona menor fluxo de sangue para a aorta, decorre da diminuição do diâmetro do canal arterial e, por fim, da diminuição da própria hipertensão arterial pulmonar.

EXTERIORIZAÇÃO CLÍNICA

É precoce a manifestação de baixo débito cardíaco, em especial quando há fatores adversos como grande CIA, canal arterial pequeno e regressão rápida da hipertensão pulmonar. Tal quadro ocorre no 1º dia de vida e se exterioriza por cansaço, cianose, extremidades frias, sudorese, irritabilidade e pele marmórea. Os pulsos se tornam muito diminuídos, assim como a pressão arterial sistêmica. O quadro se mantém estável quando o neonato apresenta CIA pequena, canal arterial grande e hipertensão pulmonar mantida.

CONDUTA

A fim de manter um quadro clínico adequado, importa a realização de medidas rápidas como o uso de prostaglandina E1, por veia, para preservar o tamanho do canal arterial, assim como a intubação endotraqueal com emprego de concentração baixa de oxigênio, ao lado de drogas vasoativas tipo dopamina e noradrenalina, para manter um grau satisfatório da pressão arterial pulmonar. Evita-se, assim, que o paciente evolua para as consequências desfavoráveis do baixo débito cardíaco e até para o infarto do miocárdio, causas de morte precoce.

Conduta posterior é o encaminhamento à cirurgia o quanto antes, em geral antes das 2 primeiras semanas de vida, para a correção funcional do defeito e preservação do débito de sangue.

TÉCNICA OPERATÓRIA

A técnica de Norwood visa transformar este defeito em outro, pela desconexão das artérias pulmonares do tronco pulmonar, incorporando este à aorta ascendente a fim de alargá-la, ademais da anastomose sistêmico-pulmonar pela técnica de Blalock-Taussig. Sano, por sua vez, modificou esta abordagem cirúrgica pela colocação de um tubo entre o ventrículo direito e as artérias pulmonares, em vez do Blalock-Taussig.

Passados aproximadamente 6 meses e, posteriormente, 18 a 24 meses, realizam-se duas outras técnicas, primeiro a de Glenn bidirecional (anastomose entre a veia cava superior e a artéria pulmonar direita) e, depois, a operação cavopulmonar total (conexão da veia cava inferior com a artéria pulmonar direita, completando a operação, dita de Fontan). A evolução tem sido mais favorável.

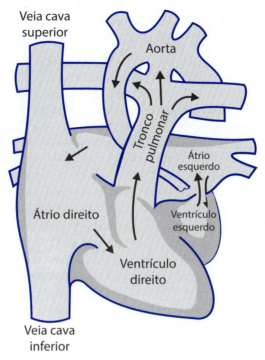

Figura 18.1 – Hipoplasia do coração esquerdo.

Dupla Via de Saída do Ventrículo Direito

19

DEFINIÇÃO E INCIDÊNCIA

Anomalia que se caracteriza pela saída das duas grandes artérias diretamente do ventrículo direito, em presença obrigatória de comunicação interventricular. A incidência dela oscila em torno de 1% entre todas as cardiopatias congênitas.

TIPOS DE DEFEITOS

A comunicação interventricular se localiza em região subaórtica, subpulmonar e em sítio que não se relaciona a nenhuma das duas grandes artérias (Figura 19.1). As duas artérias, em geral, estão lado a lado, estando a aorta à direita da pulmonar. Associam-se, frequentemente, à estenose pulmonar.

ALTERAÇÃO FUNCIONAL

Na presença de comunicação subaórtica, o sangue do ventrículo esquerdo se dirige mais à aorta e o sangue do ventrículo direito, à artéria pulmonar, como ocorre em um coração normal. Nessa situação há um aumento maior do fluxo pulmonar e o comportamento dinâmico se assemelha àquele apresentado por uma comunicação interventricular simples.

Em presença de comunicação subpulmonar, o sangue do ventrículo esquerdo se dirige mais às artérias pulmonares e o sangue do ventrículo direito, à aorta, como ocorre dinamicamente na transposição das grandes artérias.

Quando presente a comunicação interventricular não relacionada às grandes artérias, o sangue misturado no ventrículo direito tende a se dirigir mais às artérias pulmonares, o que ocasiona um quadro semelhante também àquele da comunicação interventricular simples.

GRAU DA REPERCUSSÃO

Como o tamanho da comunicação interventricular é, geralmente, de grande dimensão, a repercussão de qualquer dos tipos deste defeito se mostra de grande magnitude, controlada apenas em casos nos quais há estenose pulmonar associada, a qual limita o fluxo pulmonar.

EXTERIORIZAÇÃO CLÍNICA

Quadro de insuficiência cardíaca (cansaço, irritabilidade, sudorese e dificuldade para ganhar peso) caracteriza a dupla via de saída de ventrículo direito que se acompanha de comunicação interventricular (CIV) subaórtica e também no tipo de CIV não relacionada. Quando há cianose sobreajuntada à insuficiência cardíaca, orienta para o tipo da comunicação interventricular subpulmonar.

Quadro mais estável ocorre quando houver estenose pulmonar associada.

CONDUTA

A operação corretiva deve ser indicada ainda no 1º ano de vida, a fim de se evitar a progressão das manifestações, principalmente da evolução para a hipertensão pulmonar.

TÉCNICA OPERATÓRIA

Nos tipos com comunicação interventricular subaórtica e na não relacionada, a aorta se conecta ao ventrículo esquerdo através do próprio defeito interventricular. No tipo subpulmonar, o ventrículo esquerdo conecta-se às artérias pulmonares através do defeito interventricular e, em seguida, é realizada a operação de Jatene como na correção da transposição das grandes artérias (troca interarterial-aorta e tronco pulmonar e recolocação das artérias coronárias na nova artéria aorta).

A correção da estenose pulmonar exige a ressecção muscular da via de saída do ventrículo direito e a ampliação do anel da valva pulmonar e, em casos nos quais a obstrução é exagerada, há até a possibilidade de interposição de tubos com valvas entre o ventrículo direito e o tronco pulmonar.

Operação tipo cavopulmonar (anastomose das veias cavas com a artéria pulmonar direita) também se aplica em casos com estenose pulmonar e comunicação interventricular não relacionada.

Capítulo 19

Dupla Via de Saída do Ventrículo Direito

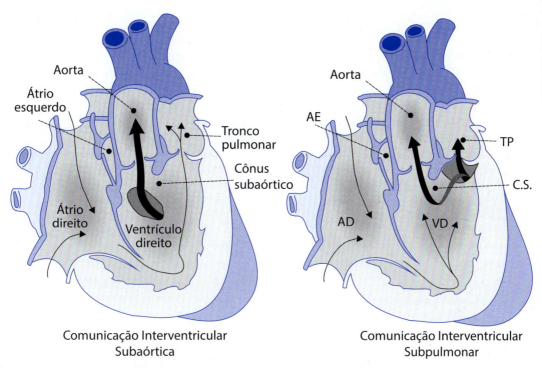

Figura 19.1 – Dupla via de saída de ventrículo direito.

Cardiopatias Congênitas – Perspectivas 20

Na Cardiologia Pediátrica, vários tópicos se vislumbram mais promissores, tanto no campo diagnóstico como terapêutico.

Inicialmente, poderia se considerar que se torna, hoje, imperioso o diagnóstico precoce do defeito, através da ecocardiografia fetal, com a finalidade principal de uma programação mais adequada, logo após o nascimento. Dessa maneira, tal conduta tem mudado a perspectiva de cardiopatias tipo hipoplasia do coração esquerdo e da transposição das grandes artérias, anomalias que necessitam da correção operatória precoce, já nos primeiros dias de vida.

Com o diagnóstico prévio ao nascimento, esses recém-nascidos são submetidos, desde as primeiras horas de vida, a drogas que mantêm o estado hemodinâmico adequado, como a prostaglandina E1 e as vasoativas tipo dopamina, dobutamina e noradrenalina para a hipoplasia do coração esquerdo e a prostaglandina para a transposição das grandes artérias.

Obedecendo esse contexto, a intervenção mais precoce dos defeitos, em geral, impede o desenvolvimento de fatores adquiridos, os quais obscurecem os resultados a longo prazo, mesmo após operações eficazes. Daí que outras anomalias, como tronco arterial comum e a drenagem anômala total das veias pulmonares, devam também ser operadas mais precocemente, ainda no 1º mês de vida, mesmo antes de desenvolverem sintomas de insuficiência cardíaca.

Por isso, reforça-se que o diagnóstico fetal assume realmente papel relevante para tal estratégia.

Estende-se tal conduta de indicação cirúrgica precoce a outras cardiopatias, dependendo de cada uma, no seu devido tempo, guiada pelo tipo de evolução clínica, tomando-se em conta, sobretudo, o desenvolvimento físico. Caso haja temporalmente interferência evolutiva nesse aspecto, o tratamento operatório deve logo ser considerado.

Aplica-se essa conduta idealmente nos primeiros meses ou anos de vida a cardiopatias com desvios de sangue como na comunicação interventricular, comunicação interatrial, canal arterial, defeito do septo atrioventricular e em anomalias obstrutivas como em estenoses, pulmonar e aórtica e na coartação da aorta. Quanto às outras cardiopatias, as cianogênicas com fluxo pulmonar diminuído, tipo tetralogia de Fallot, a indicação operatória também deve ser realizada precocemente.

Tais modificações tornarão normal ou próxima do normal a população de cardiopatias congênitas que alcance a vida adulta, atingindo, igualmente, longevidade plena e esperada, semelhante à da população em geral.

Por sua vez, o conhecimento da causa da cardiopatia congênita possibilitará a prevenção e o tratamento mais adequados. Tal passo será capital, na dependência talvez do conhecimento do tipo de alterações bioquímicas, de alterações celulares e moleculares, além das genéticas, responsáveis pelo desencadeamento da cardiopatia. Desse modo, o tratamento da causa poderá ser conduzido, a fim de preservar a ultraestrutura genética, na qual as células-tronco talvez terão seu papel terapêutico.

Contudo, o desenvolvimento de peças anatômicas por intermédio de moldes repletos de células germinativas pode ser o responsável para a cura de anomalias nas quais haja a falha natural de estruturas como a ausência de uma ou de ambas artérias pulmonares, por exemplo.

O mesmo pode ser pensado a respeito de válvulas criadas laboratorialmente, em substituição àquelas que entrem em degeneração.

Os avanços do tratamento clínico e farmacológico certamente completarão a melhor condição da criança, tornando-a menos suscetível a alterações adversas com o tempo. Nesse campo, citam-se vasodilatadores e novas substâncias que aliviem aspectos bioquímicos desfavoráveis.

A terapêutica intervencionista por cateter, em substituição à cirurgia já progressista, também se afigura como mais promissora no fechamento de defeitos e de vasos anastomóticos, na abertura de válvulas estenóticas e até na colocação de válvulas e, ainda, completando a própria operação cardíaca, como na técnica cavopulmonar de Fontan.

Enfim, quando o pensamento humano se abre para o progresso, surgem as ideias cada vez mais eficazes para, nesse campo da Cardiologia Pediátrica, tornar o futuro da criança portadora de cardiopatia cada vez mais promissor.

Assim, esperam-se, em um futuro próximo, condições que busquem atenuar mais ainda o sofrimento da criança com cardiopatia.

Segunda Parte

Quarenta e Oito Perguntas das Mães das Crianças da ACTC e Respostas Respectivas

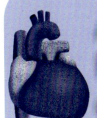

A Vitória de Todos — Referente à Inauguração da Nova Sede da ACTC

21

O editorial abaixo foi publicado por ocasião da inauguração da nova sede da ACTC em 2003, à Rua Oscar Freire 1.463 – Pinheiros – SP e, posteriormente, da Unidade II da ACTC, localizada à Rua Oscar Freire, 2.136 – Pinheiros – SP.

Informativo ACTC 2004; 1: 1
Editorial: A vitória de todos

A inauguração da nova ACTC, em 21 de outubro de 2003, despertou em todos nós a sensação de uma criação realmente grandiosa, por se constituir na obra social que evolutivamente, desde 1994, foi se modificando ao ponto máximo do desprendimento humano.

Essa conquista pertence a todos, os que criaram, os que acreditaram e os que perseveraram. Assim, na ACTC todos venceram, para orgulho de seus criadores e seguidores.

O maior benefício da associação se direciona à Cardiologia Pediátrica do Instituto do Coração do Hospital das Clínicas da Faculdade de Medicina da Universidade de São Paulo, que torna mais fácil e cômodo o manejo social da criança que sofre por uma cardiopatia. Além disso, a ACTC incrementa ainda mais a qualidade do próprio Instituto do Coração (InCor), que passa a adquirir mais um molde de excelência, estendendo também o seu efeito benéfico ao nosso governo e à sociedade como um todo por se constituir, sem dúvida, em um modelo para outras possíveis ações sociais semelhantes.

As grandes realizações dependem de integrações e de entrosamentos de todos, sendo capitais a vontade e o esforço conjuntos em prol de propósitos altivos, superiores aos interesses particulares.

Vencemos todos pela fé, coragem e pelo amor à causa.

Essa vitória veio do envolvimento da bondade, a verdadeira bondade, aquela que cria, que inclui e que transforma.

O objetivo inicial da ACTC, do atendimento à criança carente portadora de cardiopatia, abriu outras perspectivas, as sociais maternas e familiares que são, sem dúvida, tão importantes quanto ele. Assim, o atendimento à criança cardiopata foi estendido à sua família de maneira até mais ampla, a fim de se respaldar o núcleo familiar em um contexto emocional mais equilibrado e produtivo.

A grandiosidade da trajetória que se vislumbra para a ACTC, com tantas dicotomias sociais, é que nela sempre haverão as lembranças e o enaltecimento ao esforço de todos.

Essa trajetória ainda nos reserva objetivos mais grandiosos, como atender a pessoa humana da maneira mais digna e justa que ela mereça. Por isso, gostaria de saudar a todos, salientando a importância da dimensão dessa obra social que nos engrandece e orgulha. Ela certamente será o exemplo de aplicação social para outras atividades correlatas.

Em um ambiente que no qual deve predominar não a disputa, mas a ajuda mútua, a ACTC passa a ser também o exemplo de que, na vida, quando se cria alguma coisa, deve-se permitir que ela naturalmente, no mundo, se expanda, pois o retrocesso seria exteriorizar a desilusão do futuro e também o desmoronamento das próprias raízes.

Seu futuro se fantasia belo, pois como referia Fernando Pessoa: *"Tudo vale a pena quando a alma não é pequena"*.

Edmar Atik

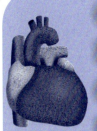

Quarenta e Oito Perguntas das Mães das Crianças da ACTC e Respostas Respectivas

22

Transcrição das *perguntas* formuladas pelos familiares, mães e pais de crianças internadas na ACTC, com as *respostas* correspondentes, publicadas no Informativo da Associação, criado em 2001, na sessão Informe Médico, criada, por sua vez, em 2004, portanto no 4º ano da evolução, em periodicidade crescente até 2016.

Informativo ACTC 2004; 1: 4

1. O que são cardiopatias congênitas?

Anomalias do coração, que se formam nos três primeiros meses da gravidez. Entre as causas mais importantes figuram as infecções, medicamentos ingeridos pela mãe ou fatores genéticos que incidem no período gestacional.

As cardiopatias congênitas são representadas por uma grande variedade de anomalias, destacando-se as comunicações interventricular e interarterial (orifícios nos septos ventricular e atrial), entre as acianóticas (com coloração normal da pele), e a tetralogia de Fallot e a transposição das grandes artérias, entre as cianóticas (com coloração azulada da pele).

Informativo ACTC 2004; 2: 5-6

2. O que é sopro cardíaco?

A manifestação acústica (um barulho) que decorre de um fenômeno de turbulência do sangue (movimentação exagerada do sangue) que se desenvolve dentro do coração ou nos vasos sanguíneos. Assemelha-se a um sopro, daí seu nome.

Quais são os principais tipos?

Funcionais e orgânicos. Os primeiros expressam a presença da turbulência sanguínea, mas sem defeitos, como ocorre, por exemplo, em estados de anemia ou de hiperdinamismo da criança (febre), ou mesmo sem causa aparente.

Os sopros orgânicos decorrem da presença de defeitos cardiovasculares que causam turbulência sanguínea quando o sangue passa por uma valva cardíaca obstruída ou por um septo cardíaco com um pertuito (buraco com passagem estreita). Correspondem estes aos defeitos cardíacos congênitos e os adquiridos na infância.

Como são tratados?

O sopro funcional, por não provocar alterações, é usualmente observado sem alarmes, esperando-se sua regressão espontânea com o tempo.

O sopro orgânico implica a necessidade de correção cirúrgica do defeito, na maioria das vezes.

Informativo ACTC 2004; 3: 5

3. Há cura definitiva para as cardiopatias congênitas?

Cardiopatias congênitas, defeitos cardiovasculares originados durante a formação cardíaca inadequada na vida fetal, têm hoje a possibilidade de obterem a "cura" pela correção cirúrgica ou mesmo quando ocorre o fechamento espontâneo dos defeitos.

Na primeira situação, é obtida a normalidade evolutiva pós-cirúrgica, equivalendo a longevidade àquela da população geral, daí a "cura", desde que a correção seja feita precocemente na vida, com ausência de fatores adquiridos adversos (hipertensão pulmonar, hipertrofia exagerada etc.) e sem defeitos residuais de realce que, por vezes, permenecem após a cirurgia.

Tal situação é obtida em muitas anomalias acianogênicas (comunicação interatrial, comunicação interventricular, canal arterial, estenose pulmonar) e até entre as cardiopatias cianogênicas, como na transposição das grandes artérias pela cirurgia de Jatene e após a correção da drenagem anômala total das veias pulmonares.

O fechamento espontâneo de defeitos que ocorre, aliás frequentemente, na comunicação interventricular, desde que seja o defeito de pequenas dimensões, ainda no 1º ano de vida, pode também se suceder na comunicação interatrial e no canal arterial, constituindo-se em mecanismo de "cura" definitiva desses defeitos.

Informativo ACTC 2004; 3: 6

4. Qual é a diferença entre cirurgia corretiva e paliativa?

A cirurgia corretiva consiste no reparo dos defeitos mediante técnicas sofisticadas, usando-se, em geral, a circulação extracorpórea (CEC), que permite atuação cirúrgica a "céu aberto", a fim de corrigir a maioria das cardiopatias congênitas. Os defeitos vasculares constituem-se em exceção, dado que são corrigidos sem o auxílio da CEC, como ocorre, por exemplo, na correção da coartação da aorta, do canal arterial e das fístulas arteriovenosas em geral.

A cirurgia paliativa, executada sem CEC, por sua vez, não corrige o defeito anatomicamente, mas sim do ponto de vista funcional para adequar os fluxos às duas circulações, a pulmonar e a sistêmica.

Dessa maneira, se o defeito se mostra com fluxo diminuído de sangue para os pulmões, consegue-se aumentá-lo por intermédio da conexão de um tubo entre o lado sistêmico (aorta) e a artéria pulmonar (cirurgia de Blalock-Taussig). Contudo, se o fluxo pulmonar se mostrar aumentado, consegue-se sua restrição pela bandagem pulmonar (estreitamento da luz da artéria).

Quando se quer obter maior mistura entre as duas circulações, abre-se uma comunicação interatrial como na transposição das grandes artérias, na atresia tricúspide, atresia mitral e em outras anomalias.

Essas cirurgias são executadas a fim de melhorar a condição geral da criança, tornando-a menos cianótica e menos cansada na eventualidade de que o defeito não possa ser corrigido anatomicamente.

Dessa maneira, prepara-se o paciente para outras intervenções futuras, para cirurgias corretivas ou ainda para outras paliativas como a técnica de Fontan.

Informativo ACTC 2004; 4: 8

5. O que é tetralogia de Fallot?

Anomalia congênita cardíaca mais comum entre aquelas classificadas como cianogênicas (exteriorizam cianose). Descrita por Fallot em 1888, na França, é composta por quatro defeitos, representados por: (1) estenose pulmonar (obstrução ao fluxo do ventrículo direito para o tronco pulmonar ao nível valvar e subvalvar); (2) comunicação interventricular (pertuito entre os dois ventrículos); (3) cavalgamento da aorta no septo interventricular (aorta comunicando-se com ambos os ventrículos) e (4) hipertrofia de ventrículo direito.

Em verdade, todos esses defeitos decorrem de uma alteração embriológica única, o desvio anterior do septo infundibular (Figura 22.1) (septo que separa as duas vias de saída de ambos os ventrículos e cujo septo se desvia em direção à via de saída do ventrículo direito) que, dessa maneira, ocasiona diminuição do diâmetro da via de saída do ventrículo direito para o tronco pulmonar e, como consequência, a redução do fluxo de sangue através essa região. Dessa forma, o sangue insaturado proveniente do corpo é dirigido desde o ventrículo direito, através da comunicação interventricular, para o ventrículo esquerdo e aorta com consequentes insaturação arterial do sangue e cianose.

Assim, a cianose será mais ou menos intensa na dependência do grau da obstrução pulmonar. Quanto mais acentuada for essa obstrução (maior estenose pulmonar), menor será o fluxo pulmonar e maior a passagem do sangue do ventrículo direito para o esquerdo e, consequentemente, mais acentuada a cianose. Essa dinâmica pode ocorrer desde o nascimento ou, mais comumente, ser progressiva com o passar dos meses.

O alento, hoje, nesta anomalia, é a possibilidade de sua correção, em geral a partir de 6 meses de idade, com baixo risco e com boa evolução a longo prazo.

Caso a cianose seja muito intensa antes de 6 meses de idade, a cirurgia paliativa tipo Blalock-Taussig (anastomose entre a artéria subclávia e a artéria pulmonar) deve ser realizada a fim de manter boas as condições gerais da criança até a cirurgia definitiva poder ser indicada.

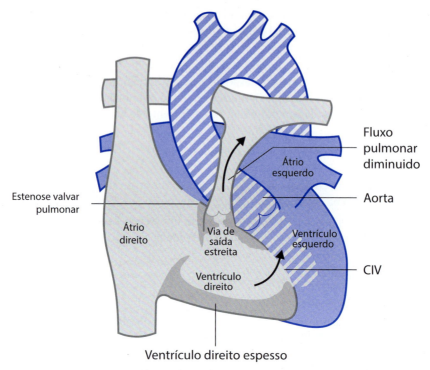

Figura 22.1 – Esquema representativo da tetralogia de Fallot: menção aos quatro defeitos principais (1 a 4).

Informativo ACTC 2005; 1: 5-6
6. Por que o coração pode dilatar?

O coração, órgão muscular, funcionando como uma bomba, que recebe o sangue das veias e o direciona às artérias mediante a contração de suas paredes, tanto do lado direito quanto do esquerdo, pode sofrer dilatação por três causas principais:

1. Excesso de sangue circulante (sobrecarga de volume);
2. Perda de músculo cardíaco diminuindo a contração (causa miocárdica); e
3. Sobrecarga de pressão súbita (sobrecarga de pressão).

Na primeira causa, destacam-se os defeitos cardíacos que permitem desvios de sangue do lado esquerdo para o direito como na comunicação interventricular ou, ainda, por válvulas cardíacas insuficientes como na insuficiência mitral e aórtica.

Na segunda causa, há perda do miocárdio por infecção de qualquer natureza, principalmente de origem viral, mas também por bactérias e fungos, caracterizando a miocardite. Ainda mais, quando as artérias coronárias sofrem obstruções diminuindo o fluxo de sangue que nutre o músculo causando perda muscular com infarto, como na doença de Kawasaki. O fluxo coronário, relativamente, pode também diminuir para o músculo cardíaco pela presença de hipertrofia miocárdica prévia, provocando perda muscular e dilatação.

Na última causa, defeito cardíaco com obstrução acentuada pode também dilatar o coração como na coartação da aorta e na estenose valvar aórtica ou após procedimentos como na bandagem pulmonar.

Podemos citar ainda a miocardiopatia, que representa uma degeneração do músculo do coração, podendo ser hereditária, por consumo excessivo de álcool, infecções (por exemplo: doença de Chagas) ou, ainda, apresentar causa desconhecida, pertencentes também ao segundo grupo de causas.

Informativo ACTC 2005; 2: 6

7. No que se constitui a transposição das grandes artérias?

Em uma malformação cardíaca frequente (7% de todas as cardiopatias congênitas), caracterizada pela posição trocada das duas artérias que saem do coração; assim, a artéria aorta sai do ventrículo direito e a artéria pulmonar, do ventrículo esquerdo. Dessa maneira, a vida seria incompatível, pois o sangue oxigenado da circulação pulmonar não conseguiria se misturar com a circulação sistêmica, ou seja, aquele que percorre todo o corpo.

Esse defeito depende da presença de anomalias associadas (comunicação interatrial, persistência do canal arterial, comunicação interventricular e estenose pulmonar). Por sua vez, conforme o tipo desse defeito cardíaco associado, o quadro de cianose (arroxeamento da pele) se manifesta intenso e o de insuficiência cardíaca (cansaço, irritabilidade, dificuldade para ganhar peso) pode também se manifestar.

Essa exteriorização clínica faz-se precoce, ainda no 1º mês de vida. A melhora desses sintomas é obtida aumentando-se o fluxo de sangue para os pulmões por medicamentos que dilatam o canal arterial (prostaglandina) ou por procedimentos que ampliam a comunicação interatrial por atriosseptostomia feita no cateterismo cardíaco por cateter-balão.

Com a condição melhorada, os pacientes são enviados à cirurgia para a troca das artérias pela técnica de Jatene, mudando de posição a aorta para o ventrículo esquerdo e a artéria pulmonar para o direito, além de transportar as artérias coronárias para o lado esquerdo na "nova aorta".

Lembremos que tal técnica não era realizada até que Jatene, de maneira audaciosa e com muita perícia, transformou, no ano de 1975, essa anomalia em uma daquelas que podem ser corrigidas e, portanto, "curadas". Por esse feito, Jatene tornou-se um dos ícones da medicina moderna e um orgulho nacional brasileiro.

Por tudo, apresenta-se a transposição das grandes artérias com características peculiares:

1. Cardiopatia que se exterioriza por cianose, por insuficiência cardíaca ou só por sopro cardíaco no período neonatal (diversidade de manifestação clínica);
2. Apresenta rápida evolução clínica fatal seguindo a história natural do paciente;
3. Tratamento paliativo, com melhora clínica por meio de medicamentos (prostaglandina) e/ou procedimentos (atriosseptostomia);
4. Tratamento corretivo, com obtenção da cura anatomofuncional pela cirurgia de Jatene, em geral feita no 1º mês de vida; e
5. Cardiopatia congênita que era temida no passado e hoje apresenta futuro promissor, desde que atendida precocemente.

O alento trazido ao manejo geral dessa anomalia, hoje, é tal que a experiência tem demonstrado cada vez mais aspectos promissores na evolução em longo prazo.

A Figura 22.2 ilustra um esquema representativo da transposição das grandes artérias.

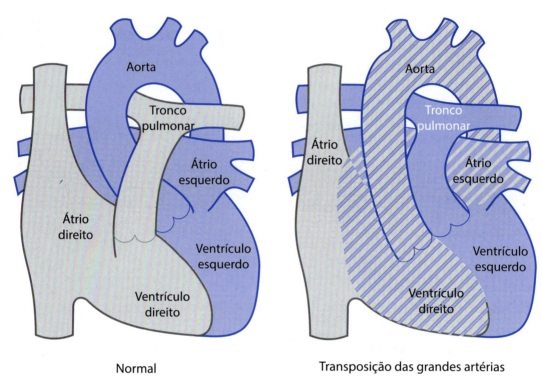

Figura 22.2 – Esquema representativo da transposição das grandes artérias.

Informativo ACTC 2005; 3: 8

8. O que é hipertensão pulmonar e quais são os sintomas? Qual o tratamento mais indicado? E por que, quando a criança está com hipertensão pulmonar, não pode ser submetida à cirurgia cardíaca?

Hipertensão pulmonar constitui-se em uma entidade clínica na qual há elevação da pressão arterial no circuito pulmonar.

Pode ser ela primária (sem causa aparente) ou secundária a cardiopatias congênitas que ocasionam ou aumento do fluxo pulmonar (comunicação interventricular, canal arterial, defeito do septo atrioventricular, transposição das grandes artérias) ou dificuldade de esvaziamento do sangue do lado esquerdo por obstrução ao fluxo (estenose valvar mitral).

Menciona-se ainda como outras causas secundárias as dependentes de processos pulmonares como asma brônquica crônica, enfisema pulmonar, fibrose pulmonar, doença fibrocística pulmonar etc.

Manifestam-se por cansaço progressivo a esforços e, mais tardiamente, na evolução pelo aparecimento de cianose, dada a elevação da pressão arterial pulmonar, provocando a passagem de sangue do lado direito para o lado esquerdo do coração.

A diminuição progressiva do fluxo pulmonar, com a elevação da pressão pulmonar, provoca formação de trombos intra-arteriais e com eles os êmbolos, ocasionando, assim, maior diminuição ainda do fluxo pulmonar.

O tratamento visa a dilatação das artérias pulmonares e com ela a diminuição da pressão arterial pulmonar, com a finalidade de aumentar o fluxo pulmonar e, consequentemente, diminuir os sintomas mencionados.

Alcança-se esse objetivo mediante o uso de vasodilatadores. Eles são hoje representados principalmente pelo Viagra (sildenafil), bosentan (inibidor da endotelina) e iloprost (prostaciclina inalada), além de outros menos potentes como inibidores da angiotensina (captopril), antagonistas do cálcio (nifedipina). Citam-se também gases inalados como o próprio oxigênio e o óxido nítrico e, ainda, as prostaciclinas por via venosa.

Ademais, anticoagulantes são necessários para impedir a formação de trombos.

A indicação cirúrgica se reserva aos casos cujo tratamento clínico falha no alívio dos sintomas e o tratamento cirúrgico é orientado exclusivamente ao transplante pulmonar. Caso haja algum defeito cardíaco associado responsável pelo desenvolvimento da hipertensão pulmonar, este não deve ser reparado cirurgicamente por agravar ainda mais a hipertensão pulmonar.

Informativo ACTC 2006; 1: 7

9. Por que é importante controlar o líquido oferecido para a criança com cardiopatia?

O controle ou restrição de líquidos de qualquer natureza para a criança com cardiopatia, constitui-se em medida necessária a fim de diminuir os efeitos circulatórios adversos (alterados) da insuficiência cardíaca.

Essa medida é obrigatória e independe da causa da insuficiência cardíaca, ocorra esta por sobrecarga resultante de uma cardiopatia congênita ou por uma miocardiopatia causada por vírus, por bactérias ou ainda por alterações da estrutura do coração como na hipertrofia miocárdica e, também, em distúrbios circulatórios causados pela cirurgia de Fontan, entre outras mais.

Explica-se essa medida de diminuição do volume líquido ingerido porque o sistema circulatório, na insuficiência cardíaca, encontra-se já sobrecarregado em volume e porque o coração nessa situação é incapaz de lançar o sangue adiante a fim de suprir as necessidades metabólicas do organismo.

Por isso, a insuficiência do coração explica a congestão de líquidos nos pulmões causando dispneia (falta de ar), no fígado causando seu aumento e também transtornos funcionais, além do inchaço na barriga e pernas e ainda derrame líquido em pleuras e pericárdio. Acresce-se, ainda neste contexto, a diminuição do fluxo para a aorta, interferindo, assim, no desenvolvimento da criança, com nítida dificuldade em ganhar peso e até aparecimento de certo grau de desnutrição.

Conjuntamente com o uso de medicamentos como diuréticos (que aumentam o volume da urina), vasodilatadores (que aumentam o volume de sangue para a aorta), digital (que aumenta a força de contração do coração), a restrição líquida tende, dessa forma, a contribuir decididamente para a obtenção da melhora de todo o estado dinâmico alterado.

Informativo ACTC 2006; 2: 8

10. O que é cateterismo?

Exame invasivo do coração e dos vasos (uso de cateteres por via venosa e/ou arterial), cujas finalidades principais são orientadas para o diagnóstico e o tratamento das cardiopatias em geral.

Ele consiste na inserção de uma sonda especial, conhecida como cateter, por um vaso da virilha ou do braço, que avança até o coração.

Na primeira função, o diagnóstico das cardiopatias é estabelecido pela análise do registro das pressões obtidas (cateter conectado a um aparelho de pressão) e de amostras de sangue retiradas (para medida da saturação de oxigênio) das 4 cavidades do coração (duas do lado direito e duas do lado esquerdo), além dos vasos que nele chegam (veias cavas à direita e veias pulmonares à esquerda) e que dele saem (artéria pulmonar e aorta).

O diagnóstico também é obtido pela angiografia (injeção de contraste especial através do cateter) que opacifica as diversas estruturas, conhecendo-se, então, os defeitos do coração conforme o trajeto anormal (comunicações entre os dois lados) ou a dificuldade de progressão (obstruções).

Na outra função do cateterismo, isto é, no tratamento das cardiopatias, são inseridas "próteses", "molas" ou, ainda, usam-se "balões" que aliviam obstruções de válvulas ou mesmo fecham defeitos, substituindo, assim, o tratamento de correção desses defeitos antes realizado exclusivamente pela cirurgia cardíaca.

Por essas funções, o cateterismo apresenta ampla utilidade, sob baixo risco, este em decorrência da necessidade de anestesia geral para sua realização.

Informativo ACTC 2006; 3: 1

11. Cuidados necessários à criança com cardiopatia

A evolução da criança com cardiopatia está relacionada não só ao tipo da anomalia cardíaca, como também a outros elementos e variáveis que progressivamente interferem em aspectos antomofuncionais, com consequências até vitais.

Os cuidados que contrabalançam esses efeitos indesejados fazem parte do manejo adequado dessas cardiopatias, tanto em período prévio à cirurgia corretiva como posteriormente a ela a fim de, respectivamente, nesses dois períodos, não agravar e também preservar as condições clínicas ideais.

Esses cuidados correspondem a condições que, embora sabidas e amplamente difundidas, constituem-se em elos verdadeiros que conduzem a uma boa conduta. Impõe-se, assim, a necessidade de recordá-las:

1. A alimentação equilibrada em calorias e nutrientes, a higiene corporal e dos utensílios circunvizinhos, a vestimenta adequada conforme a temperatura ambiente constituem-se em elementos ditos primários. Ainda neste contexto, torna-se capital a higienização do domicílio para erradicação de eventuais pragas como formigas, ratos, baratas, cupins etc. que sabidamente transmitem doenças;

2. Ademais, elementos profiláticos de infecções como a administração rotineira e cuidadosa das vacinas disponíveis e recomendadas nos postos de saúde, o devido cuidado nas mudanças de clima, em aglomerações e ainda na proximidade, por vezes até imperiosa, de pessoas que notoriamente estejam doentes;

3. Evitar excessos, superiores aos limites permissíveis, que certamente sobrecarregam o coração, como a prática de exercícios exagerados e a ingestão de líquidos e de sal em demasia;

Quarenta e Oito Perguntas das Mães das Crianças da ACTC e Respostas Respectivas

4. A identificação e o tratamento precoces de infecções como otites, amidalites, infecções urinárias e outras a fim de diminuir a repercussão desfavorável na dinâmica cardiovascular. Neste contexto, torna-se relevante a profilaxia de infecção do próprio coração pelo uso de antibióticos antes de procedimentos dentários como em extrações, manipulação de canal, cáries profundas, raspagens etc. Para tal, recomenda-se hoje o uso de amoxacilina a 50 mg/kg cerca de 1 hora antes dessas intervenções;

5. É obrigatória a tomada da medicação prescrita, na dose correta e nos horários devidos;

6. A reavaliação médica periódica é também outro cuidado obrigatório para uma definição das necessidades diagnósticas e evolutivas e até como modificadora de conduta no estabelecimento da época mais oportuna para eventual cirurgia cardíaca ou para outros procedimentos. Para tal, atente-se para a necessidade da existência de uma interligação apropriada do paciente com o médico para uma "simbiose necessária" a formar um elo produtivo para seu cuidado mais adequado. Neste contexto, a patologia deve ser explicada com detalhes suficientes ao entendimento do paciente sobre a patologia a fim de se obter a adesão completa à medicação e à conduta adotadas. Para tanto, as explicações pelo médico devem ser numerosas, quantas vezes forem necessárias, para essa obtenção. Daí resulta a adesão plena do paciente à defesa de sua própria causa. A empatia com o médico cresce de acordo com a preocupação deste com a doença do paciente e, ao lado da competência profissional, cria aquela confiança, mútua e estimulante, necessária para a obtenção do sucesso do tratamento;

7. Ademais, saliente-se que outras especialidades, como a fisioterapia, nutrição, enfermagem, psicologia, fonoaudiologia, odontologia, a ludoterapia e a própria sociologia, deveriam se interpor neste relacionamento e seguimento da criança que sofre com uma cardiopatia.

Com esses cuidados, rigorosamente observados, ocorre, sem dúvida, melhoria da perspectiva evolutiva da criança com cardiopatia.

A ACTC, neste contexto, busca estímulos para atender às crianças com cardiopatia, visando também as exigências multidisciplinares, com a finalidade de atendê-las plenamente.

Informativo ACTC 2007; 1: 7

12. O que é a rejeição? Quais os tipos e diferenças entre elas?

A rejeição é o estado clínico que exterioriza a falência do coração, com insuficiente bombeamento do sangue para todo o organismo. Ela decorre da reação imunológica do próprio indivíduo (hospedeiro), pela formação de anticorpos na presença de antígenos estranhos (coração transplantado). Dada a existência desse novo órgão, há a ativação e formação de linfócitos (rejeição celular) e de anticorpos pré-formados (rejeição humoral), sendo esta a menos comum entre os dois tipos de rejeição.

Ambos os mecanismos existem ao mesmo tempo, sendo difícil a diferenciação entre eles.

Considera-se, ainda, a rejeição hiperaguda (forma de rejeição grave humoral), de ocorrência em curto espaço de tempo, na qual os anticorpos pré-formados reagem rapidamente contra o órgão transplantado.

Assim, na rejeição em geral, há invasão dos linfócitos no coração transplantado com destruição das fibras musculares cardíacas (miocárdio), conhecida como miocitólise, com consequente formação de tecido fibroso (cicatriz).

Os graus dessa manifestação são obviamente variados, desde discretos a acentuados, com maior incidência no 1º mês do transplante, tornando-se mais raros e de mais fácil controle após o 1º ano.

Os fatores de risco mais conhecidos para a ocorrência da rejeição se relacionam a receptores jovens do sexo feminino, coração de doador mulher jovem, doador de grupo sanguíneo "não O", painel de linfócitos maior do que 10%, prova cruzada positiva antes do transplante e infecção por citomegalovírus.

O diagnóstico é estabelecido pelo quadro de insuficiência cardíaca (cansaço, taquicardia, coração e fígado aumentados), pelo ecocardiograma (com função cardíaca deprimida), pela cintilografia com Gálio-67 (afinidade do radio-isótopo pelos linfócitos no miocárdio), culminando na biópsia do coração.

No decurso do tempo, até 5 anos, essas reações imunológicas de rejeição também agridem a luz dos vasos com obstrução progressiva das artérias coronárias, com consequentes isquemia (diminuição da chegada de sangue) e fibrose (cicatriz) e, assim, aparecimento de maior disfunção do coração.

Esses fenômenos constituem-se na maior causa de morbidade, diminuindo a sobrevida desses pacientes em 20, 30 e até 50% após passados 1, 5 e 10 anos, respectivamente, após o transplante.

Pelo exposto, torna-se importante o controle clínico rigoroso do paciente com o uso perene de medicamentos que previnam a rejeição como a ciclosporina, tacrolimus, azatioprina, micofenolato mofetil e, principalmente, o corticosteroide na crise imunológica.

Dada essa complexidade evolutiva, aliada à dificuldade da obtenção de doadores, além dos efeitos colaterais da medicação, o transplante celular está tomando grande vulto e possivelmente venha, em alguma época, a substituir o transplante de todo o órgão. O transplante celular constitui-se de células fetais ou do próprio indivíduo, provenientes do músculo esquelético, da medula óssea e do tecido gorduroso, compondo as chamadas "células-tronco".

Informativo ACTC 2007; 2: 9

13. O que é taquicardia? Quais são os seus graus e/ou tipos? Quais limitações as crianças portadoras de taquicardia possuem?

Taquicardia constitui-se no aumento do número de batimentos cardíacos por minuto a fim de manter o fluxo de sangue adequado para as necessidades corporais, em situações fisiológicas e também nas patológicas.

A taquicardia corresponde, no recém-nascido (até 30 dias de vida), a um valor superior a 160 batimentos cardíacos por minuto; no lactente (desde 1 mês a 2 anos de idade), a 140 batimentos; na criança (desde 2 até 12 anos), a 120 batimentos e no jovem (acima de 12 anos), a 100 batimentos por minuto.

Tipos de taquicardia

A taquicardia pode ser fisiológica. Assim, em uma criança normal, submetida a situações de *stress* (choro, medo, ansiedade, fome etc.), há liberação de adrenalina na corrente sanguínea pela glândula suprarrenal com consequente ação no coração através das conexões nervosas simpáticas, liberando o automatismo do sistema de condução elétrica do órgão.

Em situações patológicas, isto é, em condições nas quais haja falência do coração (por cardiopatias congênitas, miocardiopatias etc.), a taquicardia ocorre para compensar o menor volume de sangue impulsionado pelo órgão insuficiente. Por isso, a taquicardia constitui-se em um dos mecanismos de compensação na insuficiência cardíaca, ao lado de outros elementos igualmente efetivos como a dilatação, a hipertrofia e o sistema ativado renina-angiotensina-aldosterona.

Assim, a compensação cardíaca é obtida a fim de preservar o débito de sangue e a pressão arterial mais adequadamente.

Há ainda um terceiro tipo de taquicardia, conhecido como paroxístico, quando surge em corações estruturalmente normais, em presença de vias nervosas acessórias que conduzem estímulos elétricos mais rapidamente do átrio para o ventrículo. Chama-se taquicardia paroxística supraventricular, tida como benigna, com frequência cardíaca acima de 200 batimentos, chegando, por vezes, a mais de 300 batimentos por minuto, de ocorrência paroxística, mesmo em repouso e sem desencadeantes, tendendo até à reversão espontânea. Quando persistem, apesar de medicações apropriadas, devem ser extintas mediante procedimentos invasivos percutâneos por ablação por radiofrequência.

Limitações às crianças

Quanto às limitações às crianças que a taquicardia possa causar, pode-se afirmar que ocorrem apenas no último tipo descrito, dado o desconforto pela própria frequência cardíaca muito elevada, interferindo no funcionamento cardiopulmonar com falta de ar, palidez, sudorese e requerendo intervenção rápida para a sua reversão. Nos demais tipos, a taquicardia não é limitante por ser reacional.

Informativo ACTC 2007; 3: 8-9

14. O que é arritmia? Quais os seus graus e/ou tipos? Quais limitações as crianças portadoras de arritmias possuem?

Arritmia cardíaca constitui-se no "descompasso elétrico do coração". Decorre de inúmeras causas que originam vários tipos que, por sua vez, interferem evolutivamente, com consequências diversas. A partir disso, é possível perceber a variabilidade de apresentação desse distúrbio, assim como dos seus aspectos evolutivos.

ESTRUTURA ELÉTRICA DO CORAÇÃO

O ritmo cardíaco normal é regido pelo nó sinusal, estrutura automática e situada no topo do átrio direito, próximo da veia cava superior. Daí, o estímulo elétrico é encaminhado para feixes atriais (que estimulam os dois átrios, direito e esquerdo), em seguida para o nó atrioventricular (entre os átrios e ventrículos) e para um feixe elétrico, de curta extensão, chamado "feixe de *Hiss*", dividindo-se, a seguir, em ramo direito e esquerdo, nos dois ventrículos correspondentes.

Assim, qualquer alteração desse sistema elétrico desencadeia um descompasso do ritmo normal, o qual é sempre regular, e que ocasiona uma frequência cardíaca em torno de 60 a 100 batimentos cardíacos por minuto.

TIPOS DE ARRITMIAS

Derivam da existência de um "foco autonômico" produzido fora desse sistema elétrico, situado nos próprios átrios, em locais distintos aos do nó sinusal, mas que funcionam de maneira similar ao próprio nó sinusal, e ainda podendo se localizar nos dois ventrículos. Outro mecanismo da produção de arritmia cardíaca é o fenômeno de "reentrada do estímulo elétrico", em qualquer local do coração, formando verdadeiros estímulos em círculos.

Tanto por um quanto pelo outro mecanismo, observa-se o aparecimento das arritmias como extrassístoles atrias e ventriculares (batimentos mais precoces) como de taquicardias persistentes ou paroxísticas (de aparecimento súbito), de fibrilação e *flutter* atriais e ventriculares. Ainda se deve considerar como outro tipo de arritmias o que decorre de interrupções do estímulo elétrico semelhante ao presente nos "bloqueios da condução elétrica" pelo sistema elétrico, como ocorre no bloqueio atrioventricular (entre os átrios e os ventrículos) de vários graus, o que diminui a frequência cardíaca (bradicardia).

CAUSAS DAS ARRITMIAS

Qualquer causa que agrida esse sistema elétrico pode ocasionar a arritmia como processos infecciosos (vírus, bactérias, parasitas e fungos), inflamatórios (febre reumática, autoagressão imunológica, doenças do tecido conjuntivo), isquêmicos (obstrução de artérias coronárias, Kawasaki), alterações da conformação anatômica do coração como por dilatação e hipertrofia cardíacas, adquiridas com o tempo pela existência de uma determinada cardiopatia, além de causas de origem congênita, como por feixes acessórios entre os átrios e ventrículos (por malformação durante a gravidez).

LIMITAÇÕES CAUSADAS PELAS ARRITMIAS

As limitações ocorrem na dependência da existência de sintomas. Assim, é fácil imaginar a necessidade da correção das arritmias, sendo, para isso, ideal o combate à respectiva causa (correção por cirurgia cardíaca do defeito do coração e tratamento dos processos infecciosos e inflamatórios).

Há ainda, neste contexto das limitações que as arritmias possam causar, a consideração e diferenciação entre as arritmias benignas das malignas. As primeiras são assintomáticas, não afetam a função ventricular, tendem à cura espontânea, não requerem tratamento específico e, por isso, não há nelas limitações como ocorre, aliás, nas extrassístoles supraventriculares (nos átrios), extrassístoles ventriculares não induzidas por esforço físico e as taquicardias paroxísticas supraventriculares frustras. As ditas malignas, por sua vez, causam sintomas por diminuição do débito cardíaco e congestão pulmonar com dispneia; tendem à progressão dos sintomas; requerem tratamento e, por isso, nelas há limitações como se sucede na fibrilação e no *flütter* atriais, nas extrassístoles ventriculares induzidas por esforço e nas multifocais (provenientes de vários focos), no bloqueio atrioventricular, além de nas taquicardias e bradicardias exageradas.

De modo geral, vale salientar que as arritmias necessitam de pronto atendimento para o diagnóstico mais acurado, assim como para a conduta mais apropriada.

Informativo ACTC 2007; 4: 10

15. A criança que fez cirurgia e teve correção total continua sendo cardiopata?

A questão requer explicações preliminares para um entendimento mais adequado de como um paciente, mesmo após a correção total da sua cardiopatia, pode ser considerado curado ou ainda dependente dos sinais dela. Considera-se perfeita a correção cirúrgica de um defeito cardíaco quando houver retorno ao normal da alteração , tanto anatômica quanto funcional. Portanto, vale recordar que a correção anatômica ocorre quando se oclui totalmente um defeito, como uma comunicação (buraco) entre os dois ventrículos (comunicação interventricular) ou entre os dois átrios (comunicação interatrial) ou ainda quando se interrompem conexões entre dois vasos sanguíneos, como entre a aorta e a artéria pulmonar (canal arterial persistente (PCA) e fístulas arteriovenosas) ou, ainda, na desobstrução total, quer de um vaso ocluído (coartação da aorta), quanto de valvas cardíacas (estenoses aórtica, pulmonar e mitral).

Por seu lado, a correção funcional ocorre quando o enchimento de sangue dos dois ventrículos (diástole), direito e esquerdo, ou o esvaziamento de sangue para as artérias (sístole), pulmonar e aorta, sejam normais, mantendo-se o fluxo cardíaco adequado. Para isso, essa função obrigatoriamente tem de estar preservada, mesmo antes da correção cirúrgica.

Tais situações normais, obtidas após a referida correção, ocorrem, na verdade, em poucas cardiopatias como a comunicação interatrial (CIA), a comunicação interventricular (CIV), persistência do canal arterial (PCA), entre as cardiopatias acianogênicas, e a transposição das grandes artérias (TGA) e drenagem anômala total das veias pulmonares (DATVP), entre as cardiopatias cianogênicas.

Assim, essas anomalias são consideradas curadas, anatômica e funcionalmente. Salienta-se a necessidade de a correção dessas anomalias ser realizada precocemente, já nos primeiros meses de vida, a fim de se evitarem os fatores adquiridos e adversos como dilatação e hipertrofia miocárdicas exageradas, que impedem a regularização funcional das cardiopatias congênitas em geral.

Quando, após a correção, ainda coexista algum elemento, anatômico ou funcional, seja residual, de sequela ou de complicação, a cardiopatia assim permanece presente, necessitando a criança de cuidados posteriores.

Quanto aos defeitos residuais, podem ser obrigatórios, após a correção total (quando, por exemplo, na correção da tetralogia de Fallot, ao se alargar a via de saída do ventrículo direito e o anel da valva pulmonar, provoca-se outro defeito, a insuficiência valvar pulmonar). Podem ainda os defeitos residuais ocorrer por acidentes técnicos (afrouxamento e abertura de pontos cirúrgicos que fixem retalhos para o fechamento de defeitos como na CIA, CIV ou, ainda, em insuficiências valvares, após plástica, como no defeito total do septo atrioventricular (DTSAV). Defeitos residuais ocorrem quase invariavelmente após desobstrução valvar (estenoses pulmonar e aórtica).

As sequelas são elementos que podem permanecer, mesmo após a correção cirúrgica, inerentes a alguma cardiopatia, como por exemplo a lentidão da condução elétrica entre os átrios e os ventrículos como ocorre na transposição corrigida das grandes artérias, induzindo, assim, à evolução posterior para bloqueio atrioventricular total e necessidade de colocação de marcapasso cardíaco. Ademais, pode-se lembrar, também como sequelas, possíveis arritmias supraventriculares e ventriculares que possam advir das próprias incisões cirúrgicas.

As complicações são elementos não esperados que, durante uma correção, principalmente por acidentes técnicos, provoquem lesão de feixes elétricos com consequente bloqueio atrioventricular (após correção de anomalias das valvas tricúspide e aórtica, por exemplo).

É importante salientar que todas essas alterações pós-operatórias, por resíduos, sequelas ou complicações, podem ser de vários graus, desde discretos (aproximando-se, assim, do normal) até moderados e acentuados (necessitando estes de acompanhamento médico e até de reintervenções cirúrgicas posteriores).

Enfim, considera-se curado um paciente com cardiopatia congênita após a correção cirúrgica quando, anatômica e funcionalmente, esteja ele normal.

Com o conhecimento e os recursos atuais, esse contingente de cura, nas cardiopatias operadas, tende a aumentar cada vez mais.

Informativo ACTC 2008; 1: 7

16. Meu filho (4 anos) fez correção total de tetralogia de Fallot há 2 anos e está ótimo. Porém, ele apresenta um grau de insuficiência valvar pulmonar importante. Visto que ele está bem, nunca se sente cansado, fico na dúvida se devemos operá-lo futuramente para colocação de prótese. Quais são os riscos dessa cirurgia? E quais são os riscos, caso ele não a faça?

Na tetralogia de Fallot, corrigida mediante a ampliação da via de saída de ventrículo direito (incluindo alargamento do anel da valva pulmonar), obrigatoriamente, surge no pós-operatório a insuficiência da valva pulmonar.

Este defeito, dito residual obrigatório, pode, no entanto, ser bem tolerado ao longo do tempo, sem necessidade de reintervenção cirúrgica. Para isso, basta que o ventrículo direito não sofra dilatação consequente à sobrecarga de volume imposta.

Assim, a reintervenção cirúrgica dependerá da dilatação do ventrículo direito. Ela deve ser avaliada em exames clínicos periódicos, complementados por exames concludentes como ecocardiografia e até pela ressonância magnética, para avaliação do tamanho e da função do ventrículo direito.

Salienta-se, por fim, que há correlação dos sintomas apresentados pelo paciente (cansaço principalmente) com a dilatação ventricular. Pressupõe-se, então, que, permanecendo o paciente sem sintomas, há tamanho e função adequados do referido ventrículo.

Informativo ACTC 2008; 2: 9

17. O que é fração cardíaca? Quanto é o valor normal?

Fração de sangue impulsionada para adiante na circulação após a contração muscular cardíaca (chamada de sístole ventricular).

O volume de sangue assim ejetado corresponde àquele proveniente de ambos os ventrículos; do ventrículo direito para as artérias pulmonares e do ventrículo esquerdo para a aorta. Esse volume ejetado é similar para os dois ventrículos, no mesmo período de tempo que perdura a contração cardíaca. Vale lembrar que esse sangue provém dos dois átrios, direito e esquerdo, passando destes para os ventrículos correspondentes durante o enchimento ventricular (chamado de diástole).

A fração cardíaca de ejeção, na sístole, corresponde normalmente de 60 a 70% desse volume de enchimento. Portanto, quando o ventrículo sofre uma contração, cerca de 60 a 70% do sangue nele contido é, em geral, impulsionado adiante e, assim, os restantes 30 a 40% deste volume nele permanecem no final da contração. Em termos numéricos, o volume cardíaco ejetado corresponde de 4 a 7 L por minuto ou ainda de 70 a 80 mL por sístole (cada batimento cardíaco).

Esse valor de ejeção é considerado normal e é a expressão da função cardíaca. Importa salientar que esse valor normal da fração cardíaca de ejeção, acima de 60% é valor medido pela ecocardiografia (ultrassonografia do coração). Outros métodos, como a ressonância magnética e a ventriculografia radioisotópica, podem apresentar valores menores da fração cardíaca, da ordem de 55%, mas ainda considerados valores normais (diferenças entre os métodos). Para a obtenção dessa ejeção de sangue, há a contribuição da contração de todas as paredes que compõem os dois ventrículos, na porção de entrada destes, na via de saída para as artérias, no septo que os separa e, ainda, nas paredes livres de ambos.

Assim, se por qualquer razão, essas paredes sejam danificadas quer por processos inflamatórios, por sobrecargas decorrentes de defeitos cardíacos ou ainda por hipertensão arterial, a fração de ejeção diminui na proporção do malefício, afetando a função do coração, com consequências para todo o organismo.

Quanto maior esse dano miocárdico, menor a ejeção de sangue para adiante e, quanto menor o dano muscular do coração, pouco a ejeção de sangue fica afetada. Assim, considera-se, pela ecocardiografia, se a fração de ejeção estiver entre 50 e 60%, a disfunção do coração será rotulada como discreta; se entre 40 e 50%, moderada; e abaixo de 40%, acentuada. Essas condições podem ser melhoradas pela remoção das causas citadas, ao lado do tratamento específico para cada situação.

Informativo ACTC 2008; 3: 8-9

18. Todo portador de cardiopatia tem o "intestino preso"? Se sim, por quê?

O "intestino preso" não ocorre invariavelmente em todos os portadores de cardiopatia.

Para o melhor entendimento desse aspecto, são necessárias algumas considerações a respeito do intestino preso em relação ao conceito e às suas causas principais.

O intestino preso, conhecido também por prisão de ventre e cientificamente por constipação intestinal, caracteriza-se pelo acúmulo de fezes duras no intestino grosso, causando dificuldade para defecação e diminuição do número de evacuações. Isso origina mal-estar e sintomas abdominais e gerais.

A constipação intestinal pode ocorrer em vigência de outras condições patológicas como inflamações, fissuras anorretais e dos colos (intestino grosso), mas, principalmente, constitui-se em uma doença adquirida por hábitos inadequados. Nestes, há alteração crônica do distúrbio do reflexo da defecação, que decorre de muitos fatores, como:

1. Irregularidade de horário para as refeições;
2. Irregularidade de horário para a defecação;
3. Dieta pobre em resíduos;
4. Pouca quantidade de alimentos ingeridos;
5. Pouca quantidade de líquidos ingeridos;
6. Primeira refeição do dia escassa;
7. Vida sedentária;
8. Viagens com mudanças de hábitos e de fusos horários;
9. Mudanças de hábitos alimentares;
10. Prolongado repouso na cama;
11. Não atendimento da solicitação fisiológica para evacuar.

Algumas outras condições são também causas da "prisão de ventre":

1. Diminuição da tonicidade do músculo do diafragma;
2. Diminuição da tonicidade dos músculos da parede abdominal e da pélvis;
3. Diminuição da tonicidade do músculo da própria parede dos intestinos, como podem ocorrer em pacientes debilitados, com baixo peso corporal e mal alimentados.

Pelo exposto, no caso específico do cardiopata, a constipação pode decorrer do uso prolongado de diuréticos; estes, quando especialmente são administrados em doses mais alta que, causando desidratação, dificultam a evacuação por fezes endurecidas. Outros aspectos causais da constipação em cardiopatas são a inatividade e a desnutrição com baixo peso. No entanto, todas as outras causas mencionadas devem ser lembradas, avaliadas e ponderadas para eventual mudança de hábitos e até da adequação do tratamento medicamentoso vigente.

Por sua vez e em linhas gerais, o tratamento da constipação visa a boa orientação higieno--dietética com as seguintes medidas:

1. Alimentação rica em resíduos (verduras, legumes, frutas com bagaço);
2. Líquidos em volume adequado (sucos, leite, água);
3. Preservação do horário das refeições e da defecação;
4. Aumento das atividades físicas.

O uso de laxativos, em geral, não é recomendado por se conseguir a regularidade intestinal com medidas essencialmente fisiológicas.

Informativo ACTC 2008; 4: 13

19. No caso de uma CIV com PCA começar a se "romper", o paciente corre o risco de passar por outra cirurgia?

Os defeitos mencionados (CIV: comunicação interventricular e PCA: persistência do canal arterial) apresentam alta incidência, em torno de 25 e de 10% respectivamente, entre todas as cardiopatias congênitas. Geralmente, ambos os defeitos mostram boa evolução após o fechamento cirúrgico. A maioria dos pacientes alcança a cura anatomofuncional, desde que sejam operados precocemente, antes da instalação de determinados fatores adquiridos no tempo mais longo de evolução pré-operatória.

A possibilidade de se romper ou de abrir os pontos e, assim, voltar a apresentar alguma passagem de sangue através do "orifício residual", tornou-se incomum atualmente em face dos avanços técnicos alcançados. No entanto, por vezes, tais eventos podem ocorrer consequentes ao afrouxamento dos pontos de sutura após o fechamento da CIV com remendo de pericárdio bovino e quando se faz a ligadura do canal arterial com cadarços.

Essa é a razão da preferência técnica de sutura em pontos separados na CIV e da clipagem dupla do canal arterial, o que torna os fechamentos cirúrgicos teoricamente definitivos. Quanto à necessidade de reoperação, pode ela existir desde que o defeito residual seja de tamanho suficiente a causar novamente alguma repercussão clínica, como cansaço, palpitações, dificuldade em ganhar peso, decorrentes da sobrecarga de volume de sangue imposta ao coração.

Contudo, não se indica reoperação quando o defeito residual da CIV for menor de 3 mm de diâmetro, em vista da possibilidade até de seu fechamento espontâneo, o que acontece em mais de 80% dos casos ainda no 1º ano após a cirurgica realizada.

Em suma, nesses defeitos residuais após a cirurgia cardíaca, extensivos a outros defeitos cardíacos congênitos também corrigidos cirurgicamente, cada caso deve ser analisado separadamente a fim de se determinar a melhor conduta – clínica expectante ou novamente cirúrgica –, na dependência da repercussão clínica.

Informativo ACTC 2009;1: 11

20. Por que a maioria dos casos de anomalia de Ebstein é tratada com cirurgia e outros casos precisam de TX?

Na anomalia congênita de Ebstein há alteração das válvulas posterior e septal da valva tricúspide, com preservação apenas da válvula anterior. As válvulas acometidas se originam normalmente do anel atrioventricular direito (entre o átrio e o ventrículo direito), mas se aderem ao músculo do ventrículo direito, emergindo, assim, mais distalmente na própria cavidade ventricular, resultando na diminuição do ventrículo e aumento do átrio direito, com consequente insuficiência da valva (regurgitação de sangue do ventrículo para o átrio). Essa regurgitação de sangue permite, como consequência, o desvio do sangue do átrio direito para o átrio através da comunicação interatrial com aparecimento de cianose (arroxeamento do corpo), além da insuficiência cardíaca direita (aumento do fígado e inchaço).

Apesar dessa aparente complexidade funcional e também da diversidade anatômica possível, a anomalia em questão constitui-se na mais benigna entre todas as cardiopatias cianogênicas (insaturação de oxigênio e cianose), haja vista que alcança a maior longevidade, seguindo a história natural (sem nenhuma cirurgia prévia), oscilando em torno de 20 anos de idade.

Quando a exteriorização do defeito se faz no período neonatal, representa uma situação de maior gravidade em vista de quadro hipoxêmico e de insuficiência cardíaca direita mais acentuados.

Passada essa fase, a evolução torna-se mais benigna. No entanto, em decorrência do aumento progressivo da insuficiência tricúspide, surgem problemas relacionados à maior disfunção do ventrículo direito (dificuldade de expelir o sangue para os pulmões), a arritmias (coração com batimentos descompassados) e a tromboembolismo (trombose e embolia).

Técnicas cirúrgicas tornam o quadro mais promissor e dependem dos estados anatômico e funcional. Quando muito afetados, com acentuada insuficiência tricúspide e com ventrículo direito pequeno em tamanho, a técnica de Starnes VA consegue transformar essa anomalia em outra totalmente diferente, semelhante à atresia tricúspide, decorrente do "fechamento da valva tricúspide" e "anastomose sistêmico-pulmonar" (Blalock-Taussig: conexão da artéria subclávia com a artéria pulmonar).

Em outras condições mais favoráveis, faz-se a plástica valvar tricúspide clássica e, mais recentemente, a nova técnica plástica idealizada por Da Silva JP, em São Paulo, a qual amplia as perspectivas em vista de efetividade maior da correção da anomalia tricúspide e chamada de "técnica plástica do cone".

O transplante cardíaco, por fim, é realizado apenas em situações nas quais o ventrículo direito perdeu toda a funcionalidade de bombear o sangue adiante para as artérias pulmonares. Essa situação é menos encontrada em virtude de indicação cada vez mais precoce da correção cirúrgica dessa anomalia.

Informativo ACTC 2009; 2: 13

21. Qual a relação entre "estenose pulmonar" e "síndrome de Noonan"?

Qualquer defeito congênito cardíaco, como a estenose pulmonar (fusão das válvulas pulmonares entre si causando obstrução ao fluxo de sangue do ventrículo direito para o tronco pulmonar) pode ou não se associar a uma síndrome genética, como a síndrome de Noonan (caracterizada por modificações somáticas como a ptose (queda) palpebral, orelhas com implantação mais baixa, pescoço curto e alado, face em forma de coração, micrognatia (queixo fino), hipertelorismo (olhos afastados um do outro), peito escavado, estatura pequena, criptorquidia (testículos fora da bolsa escrotal), hepatoesplenomegalia (aumento do fígado e baço), miopia, distúrbios de audição e possíveis modificações do intelecto).

A incidência da síndrome de Noonan é de 1 em cada 1.000 a 2.500 recém-nascidos vivos. Por seu lado, a incidência da estenose pulmonar oscila de 6 a 10% de todas as anomalias congênitas cardíacas, correspondendo a 1 em cada 1.250 a 2.000 nascidos vivos.

Assim, a incidência da estenose pulmonar e da síndrome de Noonan é bastante similar, quando consideradas de maneira isolada.

Em relação à associação de ambas, estima-se que, em pacientes com a síndrome de Noonan, haja incidência conjunta da estenose pulmonar em cerca da metade dos casos. Demais anomalias que também se associam a essa síndrome, mas menos frequentemente, são as representadas pela cardiomiopatia hipertrófica (20%), a comunicação interatrial (20%), a comunicação interventricular, as estenoses das artérias pulmonares, entre outras. Importa salientar também que todas essas cardiopatias estão presentes na metade dos pacientes portadores da síndrome de Noonan.

Assim, qual é a relação entre estenose pulmonar e síndrome genética de Noonan?

Existe relação entre ambas as entidades em vista de que a estenose pulmonar é a anomalia congênita cardíaca que mais frequentemente se associa à síndrome de Noonan, entre todas as demais, assim como outras anomalias cardíacas se associam a outras doenças, como o defeito do septo atrioventricular se associa mais à síndrome de Down, o prolapso mitral à síndrome de Marfan, a comunicação interventricular às síndromes de Ellis-van Creveld e de Patau a dextrocardia à de Kartagener, a coarctação da aorta à de Turner, a comunicação interatrial à síndrome de Holt Oram, a estenose supravalvar aórtica à síndrome de Williams e assim por diante.

Existem diferenças entre a estenose pulmonar, associada ou não, à síndrome de Noonan?

A exteriorização clínica e os aspectos evolutivos da estenose pulmonar mostram-se semelhantes em pacientes, com ou sem a síndrome de Noonan. Quando a estenose pulmonar se exterioriza com repercussão acentuada, em geral precocemente no recém-nascido e em lactentes, com sinais de insuficiência cardíaca (cansaço, baixo peso, irritabilidade) e até com cianose (arroxeamento do corpo), torna-se quadro clínico preocupante, o que se sucede em cerca de 14% do total desses defeitos. No entanto, quando a repercussão do defeito é discreta (40% dos casos) ou mesmo moderada (47% dos casos), inexistem sintomas nesses pacientes. Em todos esses graus de repercussão, o diagnóstico é estabelecido por elementos clínicos clássicos como a ausculta de sopro cardíaco, sobrecarga de ventrículo direito no eletrocardiograma e trama vascular pulmonar diminuída na radiografia de tórax. O grau de repercussão do defeito, bem estabelecido pela clínica, é também facilmente confirmado pela ecocardiografia.

No entanto, em publicações recentes, demonstrou-se que há uma característica eletrocardiográfica distinta (presente em cerca de 60% dos casos de portadores de síndrome de Noonan), independente da presença de qualquer anomalia cardíaca associada, representada por eixo elétrico do complexo QRS desviado para a esquerda, ondas Q aberrantes e morfologia RS na derivação V6. Por isso, esses aspectos eletrocardiográficos passam a ser característicos dessa síndrome.

A conduta depende da repercussão do defeito, e não da síndrome de Noonan em si, apesar de algumas de suas implicações evolutivas. Assim, a conduta será cirúrgica (plástica valvar) ou intervencionista por cateterismo cardíaco (dilatação da valva obstruída por cateter-balão) nas estenoses pulmonares de moderada a acentuada repercussão e, ainda, expectante clínica (sem intervenções) nas estenoses pulmonares discretas.

Finalmente, o avanço da genética pode elucidar mais aspectos ainda ignorados e que possibilitem relacionar mais intimamente as síndromes com os defeitos cardíacos congênitos. Em vista da associação comum da estenose pulmonar com a síndrome de Noonan assim como a de outras anomalias congênitas com síndromes diversas, pode-se facilmente inferir a presença de nítida predisposição genética em todas essas cardiopatias. Aliás, tem se demonstrado que na síndrome de Noonan há mutação no gen do cromossoma 12. Elucidação maior de aspectos genéticos intrínsecos e interligados certamente ocorrerá com o avanço científico.

Informativo ACTC 2009; 3: 13

22. Por que o transplantado corre o risco de ser cardiopata novamente?

É do conhecimento geral que, no transplante de qualquer órgão, mesmo realizado na mesma espécie, por diferenças de códigos genéticos e celulares, há constante produção de anticorpos pelo hospedeiro, que agridem o órgão transplantado causando, assim, a chamada rejeição (reação inflamatória com infiltração de linfócitos e consequente cicatrização posterior).

Essa reação imunológica, se repetida, passa a ser a maior complicação a longo prazo, que predispõe à disfunção do órgão transplantado (por perda do músculo cardíaco que afeta a contratilidade e a efetividade do bombeamento de sangue).

Na rejeição, além da lesão do músculo cardíaco, há também acometimento das artérias coronárias, causando obstruções ao fluxo e a conhecida "isquemia" do órgão transplantado (diminuição do fluxo de sangue para a nutrição adequada do músculo cardíaco). Tal fenômeno decorre da lesão da camada íntima do vaso, o que ocorre em cerca de 40% dos casos após 5 anos de evolução após o transplante.

Ao lado dessas alterações, a própria medicação que, obrigatoriamente, é administrada para impedir tais reações adversas (imunossupressores que diminuem a produção de anticorpos), favorece a instalação de infecções virais e bacterianas, a disfunção dos rins e até a produção de tumores linfáticos.

Por tudo isso, é fácil imaginar e compreender a razão de o transplante não ser a solução ideal para o problema que motivou sua realização. Porém, certamente se constitui ainda hoje na melhor opção, apesar de o transplante não apresentar situação de adequada funcionalidade por tempo maior. Mas constitui-se, sem dúvida, em procedimento salvador em vista de a situação anterior ser de evolução rapidamente fatal.

Pelos aspectos evolutivos mencionados, a mortalidade após o transplante alcança cerca de 30% dos pacientes depois de 5 anos e de 50% depois de 10 anos.

É importante salientar, ainda, que os fenômenos de rejeição são mais frequentes nos primeiros meses após o transplante e tornam-se mais amenos com o passar do tempo. Daí o cuidado maior nesse período e a razão do uso de medicação mais ampla (em maiores doses e em maior número) do que posteriormente.

Apesar dessas consideraçõs, o transplante cardíaco, sem dúvida, prolonga e melhora a qualidade de vida e, por isso, continua sendo estimulado, o que também ajuda a compreender melhor os fenômenos adversos e para procurar melhores soluções.

Cuidados mais intensos, uso de medicação mais apropriada (com menos efeitos colaterais) e ainda maior compatibilidade orgânica entre doador e receptor são indícios da obtenção de melhor perspectiva para o transplantado do coração.

Essa melhor perspectiva cresce com o transplante de células fetais e do próprio indivíduo e tem, por isso, sido preferidas e procuradas de maneira mais intensa. Trata-se das células-tronco indiferenciadas do músculo esquelético ou da própria medula óssea que, teoricamente, apresentarão evolução mais favorável do que a realização do transplante de um órgão todo.

Informativo ACTC 2009; 4: 13

23. O que provoca a arritmia?

Para o entendimento das causas das arritmias, importa salientar de início que o ritmo normal do coração é sempre regular e com uma frequência que varia de 60 a 100 batimentos por minuto. Esse ritmo é originado de um nódulo nervoso (chamado nó sinusal), situado no alto do átrio direito e que, automaticamente (modificado por ação nervosa e substâncias químicas como pela adrenalina e acetilcolina), cria estímulos por feixes nervosos aos dois átrios, dirigindo-se, a seguir, para o nó atrioventricular (entre os átrios e os ventrículos) e, então, divide-se nos dois ramos, direito e esquerdo, para ambos os ventrículos (Figura 22.3). Assim obtém-se, por toda essa estimulação elétrica, a contração do músculo cardíaco (sístole) a fim de manter o fluxo de sangue para todo o corpo e o relaxamento do músculo cardíaco (diástole), o qual permite o enchimento de sangue para a contração seguinte.

Arritmia constitui-se em alguma alteração desse ritmo do coração, sendo observada em algum sítio do sistema elétrico, já descrito. Ela pode ser representada por aceleração do ritmo (frequência

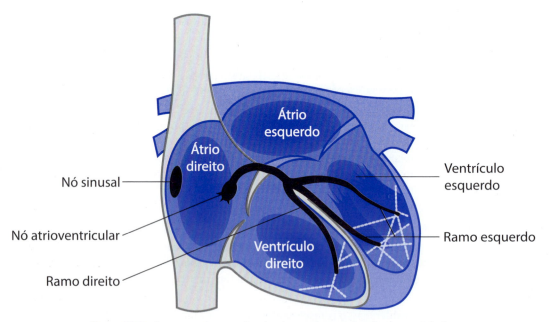

Figura 22.3 – Esquema do coração aberto, na demonstração das cavidades.

cardíaca acima de 100 batimentos por minuto), por diminuição da frequência (abaixo de 60 batimentos por minuto) ou ainda por interposição de batimentos cardíacos mais precoces (extrassístoles de origem atrial ou ventricular). O aumento da frequência cardíaca (taquicardia) pode ser constante, conhecida como taquicardia sustentada, fisiológica ou não, ou paroxística (em surtos) com ritmo regular ou mesmo irregular, como na fibrilação atrial. A diminuição da frequência cardíaca pode depender de alteração do nó sinusal ou de bloqueio da condução elétrica dos átrios para os ventrículos (bloqueio atrioventricular).

É fácil imaginar que inúmeras serão as causas de tantas arritmias. Em linhas gerais, são de causas congênitas (problemas na formação do coração durante a gravidez), como a coexistência de feixes elétricos acessórios que conduzem o estímulo mais rapidamente dos átrios para os ventrículos, provocando verdadeiros curto-circuitos com taquicardia consequente ou, ainda, podem decorrer de falhas na condução elétrica do estímulo que passa do átrio para o ventrículo (bloqueio cardíaco). Outras arritmias resultam, em geral, de fenômenos adquiridos do sistema elétrico como um todo, dificultando o estímulo elétrico percorrer todo seu trajeto até as fibras do músculo cardíaco para a contração (sístole) e para o relaxamento (diástole). Assim, esse sistema pode ser atingido e, consequentemente, alterado por infecções (vírus, bactérias, protozoários e fungos), por inflamação originada de doenças autoimunes como na febre reumática, artrite reumatóide, lúpus eritematoso, por lesão cirúrgica direta do sistema quando da cirurgia cardíaca e outras. As arritmias decorrem, também, de fenômenos evolutivos das próprias cardiopatias já anteriormente existentes, caracterizados como fatores adversos, representados pela dilatação (aumento do volume) ou pela hipertrofia (aumento da espessura do músculo) e eventos progressivos dada a crescente repercussão de uma determinada cardiopatia. Cita-se ainda como causas a isquemia (diminuição da irrigação do músculo cardíaco, com menor oxigenação), quer por obstrução das artérias coronárias por gordura (em adultos), quer por inflamação como na doença de Kawasaki (em crianças). Há ainda causas não cardíacas, decorrentes de fenômenos gerais orgânicos e de causas variadas, como a presença de hipóxia (diminuição da oxigenação sanguínea), a acidose metabólica, alterações dos eletrólitos do organismo (diminuição ou elevação do potássio e magnésio), na hipoglicemia, e ainda causas geradas por medicamentos usados na asma brônquica e nos resfriados. Menciona-se ainda arritmias em presença de alterações da conformação e estrutura do coração como no prolapso da valva mitral (mais em adultos), na displasia arritmogênica do ventrículo direito, em tumores do coração e no intervalo QT prolongado (em crianças).

De tudo isso, é fácil imaginar que o tratamento dependerá, essencialmente, do combate à causa primária da arritmia, sem dúvida o elemento primordial no manejo adequado da mesma. Determinados medicamentos podem atenuar as consequências da arritmia assim como a colocação de marcapassos a fim de regularizar a frequência e o ritmo cardíacos.

Todas essas considerações são válidas para crianças e também para adultos que se apresentam com as mesmas causas e tipos de manifestação clínica. No entanto, deve ser considerado, ainda, que, em neonatos, as arritmias podem decorrer de imaturidade do sistema elétrico que favorece arritmias que causam pausas (paradas do ritmo sinusal), assim como extrassístoles. Por esse aspecto, nessa faixa etária, pode haver maior dificuldade de tratamento, pela própria imaturidade, em especial das taquicardias paroxísticas supraventriculares, que necessitam de doses maiores de medicamentos antiarrítmicos.

Todas essas possibilidades são passíveis de se juntar em um mesmo indivíduo, o que, por vezes, dificulta mais ainda o entendimento diagnóstico e terapêutico da síndrome.

Informativo ACTC 2010; 1: 13

24. Qual é a probabilidade de uma criança que foi diagnosticada com ventrículo único necessitar de transplante cardíaco? Quais são as outras alternativas de tratamento para essa criança?

A principal orientação terapêutica para pacientes portadores de ventrículo único é a execução da correção cirúrgica conhecida como correção funcional do defeito. Tal objetivo é alcançado com a cirurgia cavopulmonar, que segue o princípio Fontan, criado em 1972. Constitui-se na anastomose das veias cavas superior e inferior com a artéria pulmonar direita, permitindo, assim, que o retorno venoso do corpo seja dirigido diretamente à árvore arterial pulmonar para a troca do gás carbônico (CO_2) por oxigênio (O_2) nos pulmões. Essa troca de gases torna o sangue plenamente oxigenado e, dessa forma, ele passa a ser redistribuído para todo o corpo pelo ventrículo único. Essa cirurgia funcional, quando executada oportunamente com elementos vigentes adequados (pressão média da artéria pulmonar < 15 mm Hg, resistência pulmonar < 2 unidades Wood, calibre normal das artérias pulmonares e função ventricular normal) apresenta boa evolução e tal se demonstra desde 1988, ano da introdução da referida técnica.

É possível que, antes dessa cirurgia, seja preciso ajustar o fluxo pulmonar, quer aumentando-o por cirurgia de Blalock-Taussig (anastomose da artéria subclávia com a artéria pulmonar), quando houver acentuada estenose valvar pulmonar em lactentes, quer diminuindo-o pela bandagem pulmonar (estreitamento do tronco pulmonar), em casos sem lesão obstrutiva pulmonar.

Dessa maneira, diminui a possibilidade da necessidade de transplante cardíaco, a menos que existam fatores desfavoráveis para a cirurgia de Fontan, principalmente relacionados à disfunção ventricular (bombeamento inadequado de sangue pelo coração).

A disfunção do coração pode ocorrer por sobrecargas impostas ao ventrículo único, quer de pressão excessiva (estenose valvar pulmonar ou bandagem pulmonar acentuadas), quer de volume (sem obstrução ao fluxo pulmonar), quer ainda decorrente da própria cirurgia quando feita em circunstâncias inadequadas de fluxo coronário (proteção miocárdica deficiente).

Vale afirmar que casos com ventrículo único devem ser monitorados constantemente a fim de preservar a boa condição para a execução da cirurgia de Fontan.

Informativo ACTC 2010; 2: 12-13

25. Qual é a diferença entre fibrilação ventricular e parada cardíaca? Na fibrilação, o coração continua a bombear a mesma quantidade de oxigênio para o corpo e existe a possibilidade de a criança ter alguma alteração neurológica?

Embora ambas situações configurem gravidade extrema e risco de morte iminente, é maior a chance de reversão para quadro mais estável na fibrilação ventricular do que na parada cardíaca. A fibrilação ventricular se caracteriza por ritmo ventricular acelerado, proveniente de vários focos de localização ventricular, com ondas elétricas bizarras e de amplitude e frequência variáveis e que não sustentam o débito cardíaco adequado dada a presença de batimentos cardíacos ineficazes e que, por isso, antecedem a parada cardíaca. Esse ritmo, no entanto, pode ser revertido com medida rápida mediante a cardioversão com choque elétrico de 100 até 400 joules, além do uso de lidocaína, procainamida, quinidina, disopiramida ou amiodarona.

No curto período de tempo entre o início da fibrilação ventricular e a parada cardíaca, mesmo com débito cardíaco já bem diminuído, não surgem alterações neurológicas, as quais se instalam posteriormente, durante a parada cardíaca. Nesse período da fibrilação, ocorrem desmaio, perda de consciência, convulsão, apneia, sinais que precedem a parada cardíaca. Ademais, a pressão arterial não é obtida e os ruídos cardíacos são ausentes à ausculta cardíaca. Caso não haja reversão da arritmia em 30 a 60 segundos, surge a acidose metabólica, o que agrava o quadro e até o torna irreversível.

Na parada cardíaca, sem batimentos cardíacos por inexistência de estímulos oriundos do sistema elétrico especializado do coração, a reversão do quadro implica a adoção de outras medidas como massagem cardíaca, respiração boca a boca, controle de fenômenos como a acidose metabólica, alterações eletrolíticas, administração de cálcio etc.

A grande variedade de condições responsáveis pelo aparecimento de ambas situações decorre de alterações cardíacas a orgânicas, em geral, e de qualquer órgão desde que haja alterações sistêmicas que afetem o funcionamento do coração como as alterações do equilíbrio ácido-base, causas isquêmicas, embolias, alterações eletrolíticas, infecções generalizadas, sobrecargas acentuadas de volume e de pressão cardíacas.

Por sua vez, merece menção a arritmia precursora da fibrilação, que é a taquicardia ventricular. Esta se caracteriza por ritmo de origem ventricular, mas regular e com ondas com amplitudes iguais e de alta frequência, podendo ter morfologia tipo bloqueio de ramo direito ou esquerdo. Ela raramente ocorre na criança nos primeiros dias de vida e, na maioria das vezes, decorre da existência de alguma cardiopatia e, em geral, precede a fibrilação ventricular. Como causas dessa arritmia, figuram principalmente a miocardite por vírus, a miocardiopatia dilatada, displasia arritmogênica de ventrículo direito, anomalia de Ebstein, origem anômala de artéria coronária esquerda, cardiopatias com hipertrofia miocárdica acentuada decorrente de estenose aórtica e da coartação da aorta, no pós-operatório por cicatriz após incisão nos ventrículos para correção de defeitos cardíacos como na tetralogia de Fallot, fechamento de comunicação interventricular apical, entre outros.

O tratamento da taquicardia ventricular visa o controle da causa, daí a procura por esta fazer parte do início de conduta considerada apropriada. Medicamentos antiarrítmicos tentam controlar a eletrogênese alterada. São mais bem tolerados os betabloqueadores, o verapamil, a propafenona, o sotalol e a amiodarona.

Assunto amplo e complexo, que pode ser atenuado por atitudes adequadas de prevenção e de tratamento precoce clinicocirúrgico.

Informativo ACTC 2010; 3: 12-13

26. O que é tronco arterial comum? Quais os cuidados que devo ter com meu filho e qual o tratamento proposto? Ele realizou cirurgia aos 4 anos, terá necessidade de nova cirurgia?

Tentarei expor essa anomalia cardíaca, em linhas gerais, quanto à definição, a exteriorização clínica e a evolução, o que pode elucidar, em parte, as dúvidas formuladas.

Caracteriza-se como defeito cardíaco congênito raro (1,5% de todos) que antigamente era conhecido como *truncus arteriosus communis* (vocábulos em latim) e, mais recentemente, como tronco arterial comum.

Como seu nome indica, dos dois ventrículos – direito e esquerdo –, emerge um só vaso arterial (o tronco arterial comum), ao contrário do normal, cujos dois vasos arteriais nascem de maneira separada – o tronco pulmonar do ventrículo direito e a aorta do ventrículo esquerdo.

Assim, esse tronco arterial comum recebe todo o sangue que provém do coração, sendo o sangue venoso (com pouco oxigênio) do ventrículo direito e o sangue arterial (com bastante oxigênio), do ventrículo esquerdo.

Do ponto de vista anatômico, logo no início do tronco arterial comum há a emergência das duas artérias coronárias (que irrigam o músculo cardíaco) e, alguns centímetros além, ele se divide nos dois vasos arteriais – o tronco pulmonar (que leva o sangue para os dois pulmões) e a aorta (que leva o sangue para todo o corpo).

No circuito assim formado, em que todos esses vasos se comunicam amplamente, o fluxo de sangue dirige-se preferencial para o tronco pulmonar, porque a resistência ao fluxo nesse setor é bem menor do que a apresentada no circuito da aorta (dada a maior ramificação de artérias dentro dos pulmões). Por isso, ocorre hiperfluxo (fluxo de sangue mais acentuado), inicialmente para o território pulmonar e, no retorno da circulação, também para o coração como um todo. Por isso ocorre o aparecimento precoce de sintomas acentuados (já nas primeiras semanas de vida) como falta de ar, dificuldade em ganhar peso corporal e infecções respiratórias, responsáveis por morte elevada nos primeiros meses (30% dos pacientes no 1º mês, 60% em 6 meses e cerca de 90% com 12 meses de vida).

Dessa forma, a indicação da cirurgia cardíaca é realizada ainda no 1º mês de vida, empregando-se a técnica de Barbero-Marcial por conexão direta do ventrículo direito com o tronco pulmonar e do ventrículo esquerdo com a aorta, através da comunicação interventricular.

Passados alguns anos, torna-se necessária, quase invariavelmente, outra cirurgia em razão da inexistência de válvula separando o ventrículo direito e o tronco pulmonar, na técnica feita inicialmente. A segunda cirurgia consiste na colocação de uma válvula biológica em posição pulmonar ou a de homoenxerto entre o ventrículo direito e o tronco pulmonar.

Assim, por toda essa trajetória, para se obter boa evolução a longo prazo, torna-se primordial que o ventrículo direito conserve a função adequada, mesmo com a dilatação obrigatória de sua cavidade, imposta pela regurgitação de sangue (sem válvula entre o ventrículo direito e o tronco pulmonar), entre a primeira e a segunda cirurgias.

Os controles médicos tornam-se sistemáticos e rigorosos para possibilitar o estalecimento da época oportuna para as cirurgias propostas.

De modo geral, nessa anomalia a evolução é considerada boa, desde que o ventrículo direito preserve sua função de maneira adequada, que se torna, por isso, o cuidado principal. Medicação apropriada (diuréticos e vasodilatadores) deve ser ajustada aos hábitos saudáveis de dieta e exercícios, mais balanceados.

Informativo ACTC 2010; 4: 13

27. A miocardiopatia não compactada em uma criança pode ser explicada como uma mutação genética? Caso a mãe dessa criança tenha outro filho, há o risco de que ele tenha a mesma anomalia?

A miocardiopatia não compactada, não classificada ainda pela Organização Mundial da Saúde, foi recentemente caracterizada como uma cardiomiopatia primária genética, decorrente, assim, de herança autossômica dominante com alteração do cromossoma 11p15. No entanto, descreve-se

Quarenta e Oito Perguntas das Mães das Crianças da ACTC e Respostas Respectivas

também transmissão recessiva ligada ao cromossomo X, além de mutações de genes ligados à actina e ao citoesqueleto miocárdico. Qualquer que seja a origem genética, há a interrupção na morfogênese endomiocárdica (anatomia do endocárdio e do miocárdio) entre a 5^a e a 8ª semanas de vida fetal, ocasionando alterações miocárdicas características. Como seu nome indica, do ponto de vista anatômico, o miocárdio (músculo do coração) forma blocos separados em trabeculações proeminentes e numerosas, principalmente na ponta do ventrículo esquerdo, podendo se estender até a região anterior, lateral e inferior. Ocorre na forma isolada ou associada a outras malformações cardíacas (atresia pulmonar, estenose aórtica, origem anômala da artéria coronária esquerda) ou a síndromes genéticas como a de Barth. Pode evoluir sem sintomas ou com comprometimento variável da função cardíaca (com insuficiência cardíaca), da formação de trombos e êmbolos além de arritmias ventriculares (bloqueios cardíacos, fibrilação atrial), responsáveis pelo prognóstico incerto na dependência da magnitude dessas alterações. Dessa maneira, sua exteriorização se faz como outras miocardiopatias, desde discreta até a acentuada disfunção do músculo cardíaco. Em cerca de 80% dos casos, há comprometimento dos músculos do organismo em geral, sugerindo haver uma miopatia generalizada.

Interessa salientar que, mesmo em casos com disfunção miocárdica, há a possibilidade de reversão do quadro até sua normalização, como sucede com outros tipos de miocardiopatia dilatada.

Por isso, ainda é difícil estabelecer o prognóstico de maneira adequada e precisa. Os mesmos critérios usados para outras miocardiopatias em relação à conduta se aplicam nesses casos, isto é, em presença de disfunção acentuada e refratária à medicação usual, indicação para o transplante pode ser a única solução.

Na literatura médica, pouco se comenta a transmissão genética para outros filhos, mas a inferência dessa possibilidade cresce quando se trata principalmente de herança dominante.

Informativo ACTC 2011; 1/2: 13

28. Qual é a explicação médica que se pode dar quando, em uma mesma família, há dois cardiopatas, sendo um caso de cardiopatia adquirida e o outro, descoberto depois, com um diagnóstico de cardiopatia congênita? Isso é possível?

A pergunta faz pensar imediatamente na grande correlação que hoje se demonstra entre as doenças em geral e a influência genética como sua causa. A predisposição genética, mapeada pela posição de aminoácidos e de proteínas na formação dos diversos gens, induz o aparecimento de enfermidades que podem se exteriorizar até mais tardiamente na vida e explicam-se pela própria disposição dessas estruturas gênicas.

Assim, como exemplos clássicos dessa influência, cita-se o acometimento, de muitos membros de uma mesma família, por doenças metabólicas como o diabetes, de doenças tumorais neoplásicas, de hipertensão arterial e de tantas outras enfermidades orgânicas, mesmo tardiamente na vida.

Quanto especificamente à pergunta formulada de dois filhos, um com cardiopatia congênita e o outro com cardiopatia adquirida (embora não determinada), a linhagem genética certamente é diferente e não há correlação de predisposição familiar entre uma e outra doença.

A interligação genética do filho com cardiopatia congênita é nítida apesar de também poder ser causada por fatores ambientais, como infecção gestacional, medicação usada pela mãe na gestação e por algumas doenças maternas, tornando a causa multifatorial. Por sua vez, a cardiopatia adquirida decorre de fenômenos intercorrentes como infecção e parasitose e, ainda, aspectos e distúrbios imunológicos. Nesse aspecto, acresce-se grande importância à imunidade alterada por ocasião do

Cardiopatias Congênitas – Outras Maneiras de Compreendê-las

aparecimento das doenças, principalmente nas cardiopatias adquiridas. Assim, uma infecção por vírus ou por bactéria pode ser uma porta de entrada no organismo, facilitada em determinado tempo, quando diminuída a defesa orgânica de pessoas com alimentação inadequada, com debilidade física por excesso de atividades ou, ainda, com sobrecarga emocional de qualquer natureza e assim por diante.

Por tudo isso houve, em verdade, na família em questão, uma provável predisposição genética (relacionada ao filho com cardiopatia congênita) e no outro, uma intercorrência, mas não transmissível.

A propósito do assunto, importa ainda dentro do tema salientar que, em estudos da literatura médica, comenta-se que as cardiopatias congênitas vêm associadas a outros defeitos não cardíacos em cerca de 28,7% dos casos, o que implica sempre a procura cuidadosa desses outros defeitos, em presença de uma cardiopatia congênita, mas não em existência de outro tipo de cardiopatia adquirida ou de predisposição familiar (Miller A. Journal of Pediatrics 2011, Febr 15).

Como lenitivo, a solução adequada clinicocirúrgica, nos dias de hoje, tem atenuado os aspectos negativos desses acometimentos cardíacos, salientando-se, no entanto, a grande importância dos aspectos preventivos que devem nortear a vida de todas as pessoas.

Informativo ACTC 2011; 3:13

29. A medicação Tamiflu® administrada na época da gripe suína, que uma gestante de 7 meses tenha ingerido associada à amoxacilina, pode ter gerado uma malformação no coração?

Importa esclarecer, de início, que as malformações cardíacas, conhecidas como cardiopatias congênitas, decorrem de fatores genéticos e ambientais que incidem nos 3 primeiros meses da gestação. Os fatores ambientais são representados principalmente por infecções (rubéola, aids, sífilis etc.), doenças maternas (lúpus eritematoso) e por medicamentos em geral e de qualquer espécie administrados nesse período inicial da gravidez. Salienta-se, portanto, a necessidade de se evitar a tomada de qualquer medicamento nesse período. Passada essa fase, ainda assim, há alguns medicamentos como o ácido acetil salicílico (AAS) e os anti-inflamatórios, em geral, cujo uso também não é aconselhado até o final da gestação por provocarem constricção do canal arterial (elemento vital para a circulação do feto, por ser o propulsor do sangue para o desenvolvimento do organismo em formação). A diminuição do seu calibre, sem dúvida, além de afetar o desenvolvimento fetal, pode provocar hipertensão arterial pulmonar, insuficiência cardíaca direita, cardiomegalia e até risco de morte fetal.

Quanto ao Tamiflu® (oseltamivir), constitui-se em medicação útil no tratamento antigripal nos 5 primeiros dias da doença, por inibir as enzimas do vírus da gripe (*influenza* A e B) e, por esse mecanismo de ação, impede a entrada do vírus em células não infectadas. Quanto à sua administração durante a gestação, com exceção dos 3 primeiros meses, ainda não se constatou até hoje nenhum efeito teratogênico (produtor de malformações em geral) para o feto, quando tomado pela mãe ao longo do período restante da gestação.

A coadministração com a amoxacilina (antibiótico de largo espectro de ação) não altera os níveis desses dois compostos, salientando também a inocuidade dessa associação após os 3 primeiros meses da gravidez.

Reforça-se que os efeitos colaterais do Tamiflu® são frustros e discretos, sendo bem superados pela utilidade de sua ação no tratamento da fase inicial da gripe.

No entanto, por último, saliente-se como advertência a necessidade de se evitar qualquer medicação, mesmo fortuita, como medida profilática de preservação da integridade fetal. Portanto, deve-se sempre pesar o risco-benefício da medicação, sob constante vigilância médica.

Informativo ACTC 2011; 4: 12-13

30. Meu filho fará uma cirurgia de Fontan e eu, até agora, não consegui entender para que e como é feita.

Deve-se, inicialmente, salientar que a cirurgia de Fontan, técnica cardíaca paliativa realizada desde 1971, sofreu variações técnicas e de indicação que culminaram na mais adequada e empregada desde 1988, conhecida hoje como a técnica cavopulmonar (Figura 22.4).

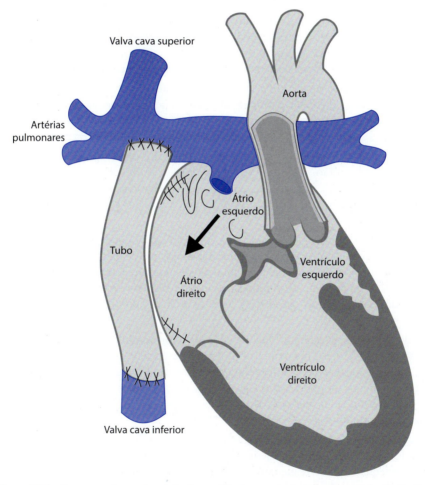

Figura 22.4 – Presença do predomínio do ventrículo esquerdo sobre o ventrículo direito, funcionando como se fosse um só ventrículo, que recebe o sangue dos dois átrios, o direito e o esquerdo. Neste coração, as artérias pulmonares foram desconectadas do coração e anastomosadas à veia cava superior e à veia cava inferior por um tubo, o que caracteriza a cirurgia de Fontan (cavopulmonar).

Ela consiste na transformação funcional de uma condição anatômica desfavorável, em que se destaca a presença de um só ventrículo (ventrículo único), assim como a de variantes anatômicas semelhantes e que funcionam como se existisse um só ventrículo, como na atresia tricúspide, atresia pulmonar com septo ventricular íntegro, atresia mitral e qualquer outra anomalia na qual haja predomínio de um ventrículo de tamanho normal sobre o outro com tamanho reduzido.

Em todas essas cardiopatias congênitas, nessa condição peculiar, saliente-se que um só ventrículo, dito principal, recebe o sangue dos dois átrios, um deles ligado à circulação venosa sistêmica que carreia o sangue com menos oxigênio (átrio direito) e o outro conectado à circulação venosa pulmonar que leva o sangue com mais oxigênio (átrio esquerdo). Essa mistura do sangue com consequente menor teor de oxigênio é, então, lançado para ambas as circulações arteriais, uma delas para a artéria pulmonar e para ambos os pulmões, a fim da obtenção da devida oxigenação do sangue pela respiração e a outra para a circulação sistêmica (aorta), que distribui o sangue para todo o organismo.

Nesse contexto, a cirurgia de Fontan, verdadeiramente, transforma essa condição direcionando o sangue da circulação venosa sistêmica para a circulação pulmonar diretamente através da conexão direta das veias cavas, retiradas do átrio direito e anastomosadas às artérias pulmonares, permanecendo a circulação arterial sistêmica conectada ao ventrículo único.

Dessa maneira, o retorno venoso pelas veias cavas, retiradas do átrio direito e do coração e ligado às artérias pulmonares, direciona o sangue venoso com pouco oxigênio diretamente na circulação arterial pulmonar para a oxigenação do sangue nos pulmões, o qual retorna ao átrio esquerdo e ventrículo único e, deste, o sangue é lançado para a circulação arterial sistêmica pela aorta a todos os órgãos.

Assim, essa técnica engenhosa, criativa e transformadora, mudou a perspectiva dessas crianças apresentando, então, melhores resultados na evolução posterior dada a normalização funcional da circulação, isto é, o sangue venoso sendo dirigido aos pulmões e o sangue arterial, para o organismo todo. Por isso, essa técnica se tornou a cirurgia paliativa mais realizada hoje na cardiologia pediátrica.

Do ponto de vista funcional, há, assim, a correção funcional do defeito cardíaco, pois o paciente se torna acianótico (sem cianose e com saturação normal de oxigênio), prolongando-se a vida do paciente e com melhor e mais adequada qualidade de vida. No entanto, em cerca de 10 a 30% dos casos operados, surgem problemas evolutivos pós-operatórios em virtude da diminuição da velocidade do fluxo do retorno venoso pelas veias cavas às artérias pulmonares e que podem obscurecer os resultados.

No entanto, importa salientar que a evolução se torna muito mais adequada na obediência rígida a determinados fatores prévios à cirurgia como presença de ritmo cardíaco normal (chamado de sinusal), tamanho normal das artérias pulmonares, função ventricular normal e pressão média da artéria pulmonar menor do que 15 mm Hg, além da resistência vascular pulmonar menor do que 2 unidades Wood e, ainda, na ausência de insuficiência da valva atrioventricular, que separa o átrio esquerdo do ventrículo único.

Em suma, em vista da melhor evolução pós-operatória do que a observada sem a cirurgia de Fontan, a indicação passa a ser até indiscutível, mas esforço deve ser feito a fim de se obter condição clínica a mais adequada possível mediante a observação dos fatores descritos, antevendo evolução mais favorável.

Informativo ACTC 2012;1:12-13

31. Como posso entender o que é o diagnóstico de tetralogia de Fallot?

Constitui-se na anomalia cardíaca congênita mais frequente (7 a 10%) entre todas as que exteriorizam cianose (arroxeamento da pele e extremidades). Ela é conhecida desde 1888, quando Étienne-Louis Arthur Fallot a descreveu em Marselha (França), com detalhes anatômicos decorrentes de quatro defeitos: comunicação interventricular (buraco no septo muscular que separa os dois ventrículos, direito e esquerdo); estenose pulmonar (obstrução ao fluxo de sangue do ventrículo direito ao tronco pulmonar e artérias pulmonares ao nível da valva pulmonar, por fusão das válvulas pulmonares entre si e na região abaixo da valva, na via de saída desse ventrículo por hipertrofia muscular [estenose infundibular]); cavalgamento da aorta no septo interventricular (a aorta sai de ambos os ventrículos em vez de emergir exclusivamente do ventrículo esquerdo); e hipertrofia de ventrículo direito (aumento da espessura do músculo cardíaco) (Figura 22.5 A e B).

Essa definição persiste e é aceita até os dias atuais, embora se saiba que esses quatro defeitos decorram todos de uma única alteração de formação do coração na vida fetal, o desvio anterior do septo infundibular (que se desloca do restante do septo ventricular – o trabecular e o apical – e permite o aparecimento dos quatro defeitos descritos).

Do ponto de vista funcional, os defeitos que realmente alteram a função do coração, responsáveis pelo aparecimento dos sintomas e sinais, são dois: a comunicação interventricular (CIV) e a estenose pulmonar, pois o cavalgamento da aorta é variável e a hipertrofia muscular é secundária e decorrente da própria estenose pulmonar.

Na maioria dos pacientes com tetralogia de Fallot, esses dois defeitos principais se mostram com grande repercussão, dada a ampla abertura entre os dois ventrículos e a estenose pulmonar acentuada. Por isso verifica-se, nessa situação, que o sangue do ventrículo direito passa com mais facilidade através da CIV para o ventrículo esquerdo e para a aorta em face da estenose pulmonar acentuada, que dificulta a passagem em direção às artérias pulmonares. Assim, o sangue normalmente insaturado de oxigênio do lado direito do coração (saturação de oxigênio em cerca de 70%) passa para o lado esquerdo do coração, misturando-se ao normalmente saturado (saturação de oxigênio em cerca de 95%), o que ocasiona diminuição da saturação da circulação sistêmica na aorta (saturação de oxigênio passa a ser cerca de 80%) e, então, surge a cianose evidente (cor arroxeada da pele, das extremidades e mucosas) e também as crises de hipóxia (cianose mais intensa com perda da consciência), quando essa passagem de sangue ocorre por súbita acentuação da estenose infundibular.

Esse quadro característico varia conforme a intensidade da estenose pulmonar. Quanto maior essa obstrução ao fluxo de sangue para os pulmões, torna-se maior também a passagem de sangue para o lado esquerdo do coração, com maior insaturação de oxigênio na aorta e maior a cianose. Caso a estenose pulmonar seja menos intensa, haverá menor insaturação de oxigênio e menos intensa será a cianose.

De qualquer maneira, esses pacientes necessitam da correção cirúrgica desses defeitos, o que se consegue hoje com certa facilidade técnica e, em geral, no decurso do 1º ano de vida, mais precoce ou não, dependendo da magnitude dos sintomas e sinais.

A evolução posterior se torna adequada desde que os defeitos residuais (principalmente representados pela insuficiência valvar pulmonar) não se mostrem expressivos.

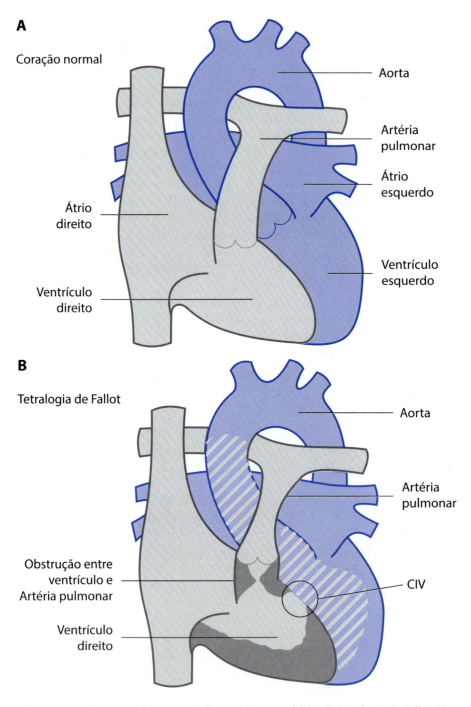

Figura 22.5 – Esquema da anatomia do coração normal (A) e da tetralogia de Fallot (B). (Cópia do Dr. Bruno Rocha)

Informativo ACTC 2012; 2: 12-13

32. Tenho ouvido falar em uma técnica desenvolvida pelo Dr. Jatene, batizada com o nome dele. Em que situações ela é usada?

A cirurgia de Jatene ou correção anatômica da transposição das grandes artérias, isolada ou associada a outros defeitos como comunicação interatrial ou interventricular, é também conhecida como *switch operation*. Esse termo inglês expressa bem o que vem a ser a cirurgia , isto é, *switch* significa "trocar ou mudar" e, assim, na cirurgia de Jatene, executa-se a troca das artérias do coração passando a aorta para o lado esquerdo e a artéria pulmonar, para o direito. Assim, do ventrículo esquerdo passa a emergir a aorta e, do ventrículo direito, a artéria pulmonar, corrigindo, dessa maneira, a anomalia, tornando-a funcionalmente normal. As artérias coronárias são também transpostas para a "nova aorta" com um pouco do tecido arterial (Figuras 22.6, 22.7 e 22.8). Os defeitos associados, quando presentes, são fechados com membranas biológicas. Essa cirurgia, para evitar fenômenos adquiridos após o nascimento, deve ser realizada, em geral, no 1º mês de vida, sobretudo em presença de comunicação interatrial.

O procedimento não é executado em casos nos quais há associação com estenose pulmonar (obstrução ao fluxo de sangue para os pulmões) pelo fato de essa via de saída continuar obstruída após a correção de Jatene. Acrescente-se, ainda, a contraindicação da cirurgia em presença de hipertensão pulmonar refratária, o que ocorre a partir do 1º ano de vida, podendo, no entanto, surgir ainda em período anterior, nos primeiros meses de vida.

Essa cirurgia se constitui no grande marco da cirurgia cardíaca pediátrica, porque mudou a história desfavorável da transposição das grandes artérias. Antes do advento da referida técnica, essa anomalia era considerada uma das mais temidas em virtude da evolução rapidamente fatal. A respectiva técnica foi realizada pela primeira vez por Jatene AD, em 1975, no Instituto Dante Pazanneze de Cardiologia em São Paulo e, desde então, tornou-se rotineira e alvissareira na correção desse defeito no mundo inteiro. A evolução pós-operatória é favorável em razão da normalização anatômica e funcional do defeito. Com ressalvas à possibilidade de estenose nas suturas arteriais e de raros casos de obstrução das artérias coronárias, a evolução, geralmente, é isenta de outros problemas, deixando, assim, o paciente apto à execução de atividades rotineiras .

Informativo ACTC 2012; 3: 12-13

33. Gostaria de saber se há cardiopatias curáveis.

Sim, existem cardiopatias congênitas curáveis. Antes de as detalhar, importa salientar que a "cura" de uma determinada cardiopatia congênita é obtida quando não houver nenhum defeito residual, sequela ou complicação após a correção cirúrgica e/ou após regressão clínica espontânea e em presença da manutenção de função cardíaca plenamente normal para as necessidades do organismo.

De todas as anomalias cardíacas congênitas, em número aproximado de 45 cardiopatias, correspondendo a 30 entre as acianóticas e a 15 entre as cianóticas, conhece-se evolução favorável para a cura em apenas cinco delas, três acianóticas (comunicação interatrial - CIA, comunicação interventricular - CIV e persistência do canal arterial - PCA) e duas cianóticas (transposição das grandes artérias-TGA e drenagem anômala total das veias pulmonares-DATVP). Nessas anomalias, por intermédio da cirurgia cardíaca (Quadro 22.1), a cura se torna possível desde que os pacientes sejam operados precocemente na vida, na ausência de qualquer fator evolutivo adverso após a cirurgia, como defeito residual, e também sem nenhum grau de hipertensão pulmonar.

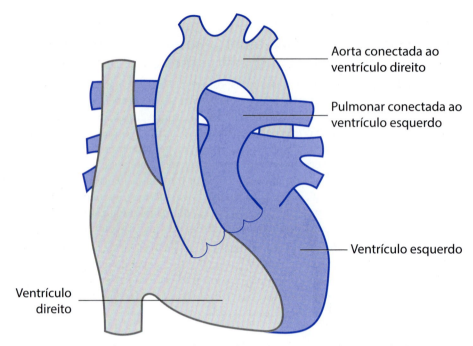

Figura 22.6 – Anatomia da transposição das grandes artérias, em que do ventrículo direito emerge a aorta e do ventrículo esquerdo, a artéria pulmonar. Resulta daí que o neonato se mostra arroxeado, pois o sangue sem oxigênio (azul) se dirige para o corpo todo pela aorta.

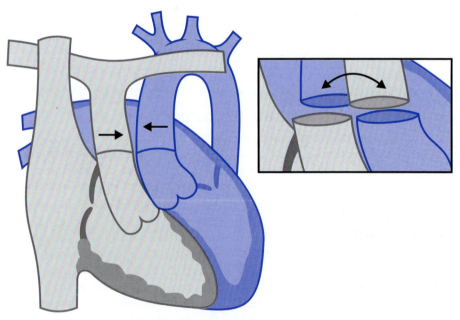

Figura 22.7 – Esquema de coração após a cirurgia de Jatene na qual as artérias são trocadas (observar o local das incisões-setas) e, assim, do ventrículo direito emerge a artéria pulmonar em direção aos pulmões e, então, retorna ao ventrículo esquerdo e à aorta, corrigindo o arroxeamento da criança.

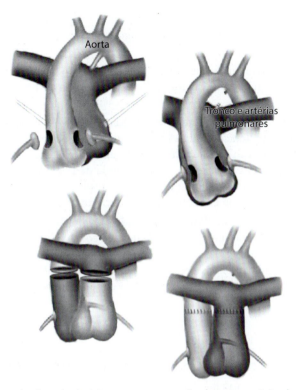

Figura 22.8 – Etapas da cirurgia de Jatene para a correção da transposição das grandes artérias.

Por outro lado, deve-se considerar e ser enfatizado de que há anomalias congênitas que podem alcançar também a cura de maneira espontânea e mesmo sem nenhuma intervenção cirúrgica. Esse fenômeno resulta do fechamento espontâneo dos defeitos septais ou ainda da involução de obstruções ao nível das valvas cardíacas. Tal fato alentador ocorre em defeitos acianóticos, como em CIV com diâmetros menores de 3 mm, em CIA com diâmetros de 5 a 10 mm, o que pode acontecer nos primeiros anos de vida e, ainda, em PCA com diâmetros menores de 2 mm principalmente em prematuros nos primeiros meses ou, no máximo, até o final do 1º ano de vida. Essa regressão espontânea também pode ocorrer em defeitos obstrutivos ao fluxo, desde que sejam discretos e com gradientes de pressão inferior a 30 mm Hg, o que ocorre quase exclusivamente na estenose pulmonar valvar - EPV. (Quadro 22.1)

Quadro 22.1 – Cardiopatias congênitas curáveis mediante:	
Cirurgia cardíaca	Evolução clínica, de maneira espontânea
CIA	CIA
CIV	CIV
PCA	PCA
TGA	EPV
DATVP	

Todos os outros defeitos cardíacos, apesar do grande progresso terapêutico e cirúrgico atual, permanecem mesmo após a correção cirúrgica com algum defeito residual ou mesmo evolutivo funcional, responsável pela não caracterização de cura.

Deve-se frisar que, no entanto, a maioria desses defeitos pode apresentar evolução favorável, mesmo a longo prazo, com quadro clínico adequado e até próximo do normal, desde que o grau do defeito residual seja discreto.

Tal fato ocorre com cardiopatias congênitas após correção da tetralogia de Fallot, tronco arterial comum, atresia pulmonar com comunicação interventricular, anomalia de Ebstein, estenose aórtica, estenose pulmonar, coartação da aorta, defeito do septo atrioventricular e ainda em cardiopatias corrigidas do ponto de vista funcional como após a cirurgia de Fontan em ventrículo único, atresia tricúspide e mitral, hipoplasia do coração esquerdo e em outras cirurgias, como na de Senning para transposição das grandes artérias ou em outras, após colocação de próteses como válvulas e tubos.

Como corolários, a fim de melhorar mais ainda a evolução desses pacientes, é necessário que a indicação cirúrgica ocorra mais precocemente e se consiga evitar a ocorrência de defeitos residuais e de complicações durante a correção cirúrgica. Por isso, imagina-se a necessidade da execução do diagnóstico cada vez mais precoce da cardiopatia, ainda no período fetal através da ecocardiografia fetal para viabilizar a programação da conduta logo após o nascimento ou ainda durante o 1º ano de vida.

Informativo ACTC 2012; 4: 12-13

34. Como perceber os sintomas de uma parada cardíaca?

A pergunta inusitada levanta a suspeita de grande curiosidade acerca da morte, pois quando ocorre a parada cardíaca, a morte se sucede rapidamente caso não haja uma pronta intervenção médica.

A rapidez do fenômeno entre o início dos sintomas e o evento fatal caracteriza a morte súbita, como ocorrência terminal de uma doença. Assinala a presença de alterações fisiopatológicas desencadeadas em direção à morte.

Pródromos podem ocorrer e constituem-se nos próprios sintomas e sinais presentes em uma determinada enfermidade, com agravamento dos sintomas prévios ou o surgimento de novos sinais, representados pela dispneia (falta de ar), palpitações (batedeira do coração), hipóxia (cianose de extremidades), os quais sinalizam para o início de um evento final, em horas ou dias antes da parada cardíaca. No começo do evento terminal, há ainda mudança clínica súbita com arritmia (batedeira do coração desorganizada), dispneia, hipotensão (palidez, fraqueza e apatia) e, após a parada, a constatação da morte biológica depois do colapso súbito, consolidada na sequência da ineficácia da ressuscitação realizada.

Importa, assim, salientar que a percepção dos sintomas que agravam uma doença ocorre, quer por acentuação daqueles já existentes, quer por aparecimento de novos sintomas. Daí a importância da valorização, pelo paciente, do seu estado geral em um determinado tempo. A reversão de uma parada cardíaca em um evento terminal pode abortar a morte súbita e essa situação pode ser prevenida com o conhecimento da enfermidade pelo paciente (assim, a troca de informações entre o médico e o paciente é parte importante na devida prevenção de problemas).

A morte súbita ou a morte não esperada é conhecida e temida em face do alarme e estresse familiares causados, particularmente afetando crianças e adolescentes, ainda mais quando se supunha, até então, que fossem pessoas saudáveis . Nessa situação, sem doença prévia conhecida, ocorrem sintomas de alarme (os mesmos já descritos) e, dada sua magnitude, evoluem rapidamente para a

Quarenta e Oito Perguntas das Mães das Crianças da ACTC e Respostas Respectivas

parada cardíaca. Tal estado se constitui em situação anatomofuncional irreversível e fatal, exceto em uma atuação rápida de reversão.

Causas de parada cardíaca e morte súbita

Esses quadros podem ocorrer na criança em até 6 meses (síndrome da morte súbita do lactente). Entre as causas hereditárias, figuram síndromes de QT longo, cardiomiopatia hipertrófica, displasia arritmogênica de ventrículo direito, taquicardia ventricular idiopática e modelos familiares de morte súbita em crianças e adolescentes. Entre os fatores de risco na criança, destacam-se e relacionam-se a graus importantes de insuficiência cardíaca e/ou de hipóxia (portadores de cardiopatias congênitas), complicadores clínicos das síndromes como infecções, trombose e embolias, arritmias e hipertensão pulmonar. No pós-operatório de cardiopatias congênitas, a morte súbita se associa à colocação prévia e necessária de marcapasso em bloqueio atrioventricular total adquirido e em arritmias de condução elétrica alterada como em bloqueio completo do ramo direito com duração de QRS superior a 0,18", como ocorre usualmente na tetralogia de Fallot e em bloqueio atrioventricular de defeitos residuais, e ainda em cardiopatias congênitas operadas na idade adulta com fatores adversos adquiridos, como com em presença de acentuadas dilatações e hipertrofias miocárdicas.

Quanto a outros fatores desencadeantes, o estilo e hábitos de vida podem também interferir. Assim, citam-se mais em adultos o cigarro – causa de doenças coronárias – e a possibilidade maior de novas paradas cardíacas após recuperações cardíacas prévias eventuais. A pergunta ainda indefinida relaciona-se ao fato de a criança, como fumante indireto dos adultos, poder apresentar as mesmas consequências.

Outro ponto que importa abordar é a participação desfavorável da obesidade na criança em virtude de que, no adulto, ela influencia evolutivamente para fenômenos adversos que contribuem para a morte súbita.

Graus insuficientes de atividade física, também em adultos, aumentam riscos de morte por doenças coronárias. Na criança, não se demonstram como fatores importantes de risco coronário. No entanto, é conhecido que exercícios extenuantes em jovens atletas têm incidência maior de riscos do que em jovens não atletas em uma mesma idade. Assim, em cardiopatias congênitas, não diagnosticadas usualmente na população atleta, a morte súbita se relaciona à prática de esportes e a exercícios mais ativos. Em atletas jovens, 80% das mortes verificadas em autópsias se ligam à doença cardiovascular estrutural. A cardiomiopatia hipertrófica é a causa mais comum de morte súbita e corresponde a um terço desses eventos, principalmente com esforços.

Outro fator de risco na morte súbita em atletas, com 20% de risco, corresponde à eventual anomalia de origem das artérias coronárias provenientes do seio coronário inverso, principalmente a artéria coronária esquerda do seio coronário direito, com consequente compressão coronariana em face da sua passagem interarterial. O diagnóstico dessa situação pode ser suspeitado em presença de dor torácica ou de síncope durante exercícios. Sua confirmação se faz pela angiotomografia, ecocardiografia transesofágica e pela cinecoronariografia.

Características clínicas da parada cardíaca e morte súbita

Dividem-se em quatro etapas, que se sucedem no paciente com parada cardíaca ou morte súbita: pródromos, início do evento terminal, parada cardíaca e progressão para morte biológica ou para a sobrevida.

Pródromos (sintomas que constituem a principal resposta à pergunta formulada): correspondem a sintomas relacionados ao defeito cardíaco ou à síndrome de base como dispneia na insuficiência cardíaca, letargia na hipóxia, palpitações na arritmia, irritabilidade, mudanças de humor, inquietude, fadiga, entre outros. Ocorrem dias, semanas ou até meses antes da morte súbita.

INÍCIO DO EVENTO TERMINAL

Ocorre em 1 hora ou em menor tempo do evento terminal, havendo pouca informação científica a respeito. Alterações do ritmo e da frequência cardíaca são antecedentes comuns da fibrilação ventricular e sugerem desestabilização eletrofisiológica miocárdica transitória, em paralelo ao aparecimento dos eventos clínicos. Episódios isquêmicos das artérias coronárias se expressam mais por arritmias, que surgem também em síndromes hipóxicas, de baixo débito cardíaco na hipotensão arterial e em síndromes de insuficiência circulatória em geral. São as arritmias o prenúncio da perda da circulação efetiva e súbita e não esperada, podendo se expressar também por distúrbios mecânicos com baixo débito. Nessa situação, o pulso se extingue posteriormente ou ainda mais precocemente à arritmia. Na maioria dos casos, em mais de 90%, a arritmia se constitui no evento que prenuncia a morte súbita.

CARACTERÍSTICAS CLÍNICAS DA PARADA CARDÍACA

Caracteriza esta fase a perda súbita de consciência causada por falta de fluxo sanguíneo cerebral, ocorrendo a morte na ausência de intervenção ativa e rápida. Fibrilação ventricular antecipa a assistolia (parada do coração), ou a atividade elétrica sem pulso, ou a acentuada bradiarritmia, ou a taquicardia ventricular sustentada. Outros mecanismos súbitos terminais são representados pela ruptura ventricular, tamponamento cardíaco, obstrução mecânica aguda ao fluxo e ruptura aguda de um grande vaso venoso ou arterial. Ressuscitação cardíaca é obtida após medidas vigorosas, o que ocorre em uma percentagem pequena desses pacientes, em cerca de 10 a 15%. Riscos se somam em pacientes com paradas cardíacas prévias, insuficiência renal e insuficiência cardíaca, associados a hipotensão arterial, infecção, duração prolongada da parada cardíaca, intubação, drogas vasoativas dependentes e coma.

PROGRESSÃO PARA MORTE BIOLÓGICA

O início do dano cerebral irreversível começa entre 4 e 6 minutos após a falta de circulação cerebral relacionada à parada cardíaca não atendida e, então, rapidamente ocorre a morte biológica.

Informativo ACTC 2013; 1:13

35. Por que o portador de cardiopatia apresenta dificuldade no aprendizado e em alguns casos na fala?

A cardiopatia na criança, seja congênita (por malformação fetal), seja adquirida (geralmente por infecção), causa problemas relacionados a elementos que afetam o funcionamento global do organismo. Assim, na presença de insuficiência cardíaca congestiva (cansaço, baixo peso, falta de ar) pode haver disfunção do fígado, dos rins, intestinos, da digestão, entre outros. Quando surgem cianose (arroxeamento da pele) e hipóxia, há acometimento global, principalmente relacionado a aumento do número de glóbulos vermelhos e do hematócrito, com possibilidade de trombose e embolia.

Deve ser esclarecido que, em qualquer desses problemas, o cérebro, em geral, é pouco acometido, dada a compensação adequada do organismo na manutenção da oxigenação adequada como mecanismo de defesa e de preservação.

Consequentemente, não se pode atribuir, a *priori*, à cardiopatia em si a responsabilidade causal de problemas de fala e de aprendizado.

Em geral, esses problemas se ligam a acometimento cerebral primário como ocorre em síndromes genéticas que alteram a cognição como na síndrome de Down, por exemplo (a mais conhecida e representativa), entre muitas outras como a de Williams, Patau e Noonan.

Acrescentam-se, ainda, os fatores cerebrais adquiridos por embolias, deficiências de irrigação cerebral por ocasião de cirurgia cardíaca prévia em circulação extracorpórea prolongada ou por tempo cirúrgico mais longo. Os distúrbios da fala se interligam a esses fenômenos, mas também à entubação endotraqueal prolongada ou traumática, causando lesão das cordas vocais, da laringe e da traqueia, afetando a sincronia com o cérebro.

De todo o exposto, independentemente da cardiopatia, a deficiência de aprendizado é explicada pela combinação de várias causas.

Como principais, devem ser lembrados o fator de defeito visual ignorado, defeitos auditivos, o ensino escolar ineficaz nos primeiros anos de vida, a indiferença familiar frente às dificuldades da criança, a alimentação inadequada no período da lactância nos 2 primeiros anos, problemas emocionais e perturbações afetivas tanto na escola como no âmbito familiar. Portanto, é sábio o mestre e professor que se esforça em determinar a natureza exata do problema e os prováveis fatores contribuintes.

Em geral, a solução é obtida por psicopedagogos especializados.

Quanto à fala, há diferentes alterações, desde dificuldade em pronunciar os sons corretamente até as mais complexas, como a perda total da voz, gagueiras ou problemas neurológicos com prejuízos da comunicação oral.

Todas essas causas devem ser lembradas e elucidadas a fim de se poder estabelecer a melhor conduta para a recuperação funcional de cada caso.

Informativo ACTC 2013; 2: 12-13

36. Meu filho nasceu com T4F (tetralogia de Fallot), fez a cirurgia paliativa aos 4 meses, correção total aos 2 anos e homoenxerto pulmonar aos 6. Agora com 9 anos, está com cavidades cardíacas normais e com função do VD (ventrículo direito) preservada (anteriormente com disfunção moderada). Mesmo estando neste bom estado clínico, ele pode ou não fazer exercícios físicos? Pode correr, brincar, jogar bola, como outras crianças? A atividade física é recomendada para crianças com cardiopatias?

A tetralogia de Fallot, habitualmente, apresenta essa trajetória de conduta descrita nesse caso em particular, no que respeita à época e ao tipo de cirurgia cardíaca realizadas. Assim, inicialmente, em face da presença de hipóxia e de crises de cianose (maior arroxeamento súbito da pele) em idade precoce nos primeiros meses de vida, o fluxo de sangue para os pulmões deve ser aumentado pela cirurgia paliativa de Blalock-Taussig (anastomose da artéria subclávia com a artéria pulmonar) a fim de diminuir a hipóxia. Com maior idade, em geral a partir de 1 ano, a cirurgia corretiva é realizada (fechamento da comunicação interventricular e alívio da estenose pulmonar pela ampliação da via de saída do ventrículo direito e da artéria pulmonar). Como decorrência, alguns anos depois dessa correção e de maneira progressiva, defeito residual de insuficiência valvar pulmonar se torna inevitável, daí a necessária colocação de um substituto valvar representado pelo homoenxerto em posição pulmonar.

A partir disso, a evolução é favorável, com recuperação da função e da dinâmica do ventrículo direito e até com retorno às dimensões normais dessa cavidade.

Com essas características, torna-se fácil imaginar que o desempenho físico dessa criança pode ser inteiramente similar ao de uma criança sem cardiopatia. Por isso, não há como impedi-la de se exercitar fisicamente, mesmo após a correção dessa cardiopatia. A intensidade do esforço físico a ser desempenhado fica obviamente dependente da tolerância individual.

Como norma geral, a atividade física em crianças com cardiopatias congênitas depois da correção cirúrgica deve ser monitorada e avaliada conforme os seguintes parâmetros: tamanho do coração (das diferentes cavidades cardíacas), função dos ventrículos, defeitos residuais, sequelas e complicações decorrentes da cirurgia.

Caso haja situação favorável (sem nenhum desses elementos), a atividade física é recomendada de maneira similar à de uma criança sem cardiopatia. Em outras situações (com algum fator desfavorável), avaliação funcional por meio de testes de esforço e ergoespirométrico (para a devida avaliação das frequências cardíacas máxima e mínima para o treinamento específico) podem determinar mais acuradamente, se houver objeção, assim como o grau desta à execução de determinada atividade física.

Em linhas gerais, não é recomendada a atividade física competitiva caso já exista sobrecarga cardíaca por defeito residual, sendo, esses casos, orientados à atividade recreativa.

Vale salientar a respeito dessas considerações, com o objetivo de se obter situações funcionais mais adequadas, que as cardiopatias congênitas, em geral, devam ser operadas mais precocemente, sem caracteres adquiridos desfavoráveis, com técnicas corretivas adequadas que impeçam a existência de defeitos residuais, sequelas e complicações. Nesse contexto, tem sido obtido grande contingente de crianças que se comportam como indivíduos saudáveis em casos de cardiopatias como CIA (comunicação interatrial), CIV (comunicação interventricular), PCA (persistência do canal arterial), TGA (transposição das grandes artérias), DATVP (drenagem anômala total das veias pulmonares), entre outras.

Saliente-se, por fim, que a atividade física é indispensável para o desenvolvimento normal e bem-estar da criança, mesmo com cardiopatia, para prevenir obesidade, hipertensão arterial e outros problemas evolutivos.

Informativo ACTC 2013; 3: 12-13

37. Um adolescente cardiopata pode ter uma vida profissional? Quais são os riscos?

Em presença de uma cardiopatia congênita, há sempre preocupações à vista, primeiramente da própria saúde da pessoa em si (estado funcional e perspectivas) e, em seguida, quanto à sua atuação no âmbito social. Nesse contexto, especula-se a respeito da maneira como a pessoa pode interferir no convívio geral com seus semelhantes, começando pelo desempenho escolar, pela real capacidade física e culminando com a probabilidade geral da atividade profissional futura.

Especificamente nessa área profissional, importa muito conhecer a situação da cardiopatia em questão quanto à real repercussão clínica.

Caso a cardiopatia não cause nenhuma manifestação, como cianose ou insuficiência cardíaca, e tenha boa capacidade física até semelhante aos indivíduos saudáveis (classe funcional – I: sem sintomas), não há motivo para que haja limitações na vida ou restrições de qualquer natureza profissional. Isso ocorre, em geral, com defeitos cardíacos de discreta repercussão como as cardiopatias sem cianose (comunicação interatrial - CIA com menos de 6 mm de diâmetro, comunicação interventricular - CIV menos de 4 mm, persistência do canal arterial - PCA menor que 2 mm, obstruções valvares e arteriais (estenose pulmonar - EP, estenose aórtica - EAo, coarctação da aorta - CoAo) com gradientes de pressão menores de 30 mm Hg).

Em contraposição, caso haja repercussão clínica como em presença de cianose, insuficiência cardíaca (Classe Funcional II e III: com cansaço variável a esforços pequenos a médios), o paciente, obrigatoriamente, será mais limitado na atividade física e, é óbvio, na profissional. Isso acontece em relação a defeitos cianogênicos e entre os acianogênicos com tamanhos e com gradientes de pressão maiores do que os já expostos.

Entre os pacientes operados e corrigidos cirurgicamente, caso não haja defeitos residuais, o curso clínico também é muito favorável, semelhante àqueles do primeiro grupo. Com defeitos residuais, no entanto, o curso se torna mais limitado.

Dessa maneira, compreende-se que os casos limitados não são passíveis de atuação profissional adequada e, por isso, podem ser teoricamente rejeitados mesmo em profissões que não exijam grande atividade em virtude, principalmente, de potenciais problemas evolutivos futuros envolvidos, o que cria obstáculos à efetividade no trabalho e, portanto, à própria admissão trabalhista.

Esta, em geral, é a visão médica.

As limitações jurídicas, no entanto, são mais complicadas e genéricas, sem distinção das classes funcionais expostas até aqui. Assim, na presença teórica de qualquer cardiopatia congênita, há, de imediato, o receio de limitação para a admissão trabalhista.

A fim de mudar essa colocação impositiva e mal orientada, é necessário elaborar um atestado médico cuidadoso que destaque a presença da cardiopatia congênita com o CID (classificação internacional da doença), a repercussão clínica com a devida classe funcional, a limitação física, a perspectiva em relação à longevidade e a predisposição a outras doenças, a necessidade do uso de medicamentos, em linguagem simples, clara e verídica, para, então, poder estabelecer a atividade profissional mais adequada para cada caso.

A pessoa com cardiopatia não pode ser vista como um problema social, mesmo aquela que se apresente com certa limitação, pois muito pode contribuir para sociedade de alguma forma, principalmente se tiver vontade de viver e aquela voluntariedade própria de cada indivíduo.

Informativo ACTC 2013; 4:12-13

38. Gravidez em adolescente cardiopata, pode? Como lidar com essa questão?

A gravidez ocasiona, normalmente, uma sobrecarga circulatória com aumento do volume de sangue, principalmente a partir do 5º ao 7º mês e, também, por ocasião do parto. Tal elevação, em geral, é bem tolerada por mulheres saudáveis, podendo, mesmo assim, haver aumento da pressão arterial, inchaço de membros inferiores e outras consequências habituais.

POR ISSO, É FÁCIL CONCLUIR QUE:

1. Em cardiopatas, que já apresentam alguma alteração funcional, tal sobrecarga se acentua mais ainda, com menor ou maior magnitude;

2. Cardiopatias, com repercussão pequena, toleram bem a sobrecarga imposta pela gravidez;

3. Cardiopatias, com maior repercussão, têm possibilidade proporcional de descompensação mais significativa a ponto de colocar em risco a vida da mãe e principalmente do feto.

PELO EXPOSTO, É NATURAL AFIRMAR QUE:

1. Cardiopatas devem ser examinadas pelo médico, em período prévio à gravidez, a fim de estabelecer o diagnóstico correto e a repercussão da cardiopatia para posterior orientação quanto à continuidade ou não da ideia de poder iniciar uma gestação saudável;

2. A gestação deve ser monitorada o tempo todo em relação à necessidade da acentuação das medidas adotadas habitualmente, como ganho menor de peso, da tomada cuidadosa de medicamentos que habitualmente são proscritos durante, sobretudo, os três primeiros meses;

3. O parto deve ser orientado para que haja a menor sobrecarga possível, evitando, assim, maior descompensação cardíaca materna.

Para um entendimento mais específico do problema, as cardiopatias que suscitam maior risco de descompensação, até proibitiva para a mãe e, consequentemente, para o feto, são as que se apresentam com insuficiência cardíaca (sobrecarga de volume em comunicações interventricular e canal arterial e fístulas arteriovenosas e insuficiências de valvas cardíacas como da mitral e da aórtica) em classe funcional > II, com cansaço fácil a esforços, as com hipertensão arterial sistêmica (coartação da aorta), alterações mais significativas da aorta com dilatação acentuada (aneurismas), obstruções valvares importantes (estenoses aórtica, pulmonar e mitral) e, principalmente, as que se acompanham de cianose (tetralogia de Fallot, ventrículo único).

Por sua vez, as cardiopatias que não representam problemas são as que se mostram com pequena repercussão e, por isso, sem sintomas de insuficiência cardíaca, principalmente entre as que já foram submetidas à alguma correção cirúrgica prévia.

Por fim, salienta-se que mesmo as cardiopatias com menos repercussão podem sofrer exacerbação durante a gestação malconduzida e mal-avaliada. Sendo assim, esse é um assunto que deve ser bem discutido com o médico especialista a fim de se evitar deterioração funcional maior.

A título de ilustração, no Instituto do Coração da Faculdade de Medicina da Universidade de São Paulo (InCor-FMUSP), de 118 gestantes jovens com cardiopatias congênitas acianogênicas, houve 14,6% de abortos e, de 26 cardiopatas congênitas cianóticas, os abortos espontâneos ocorreram em 38%.

O desejo da adulta jovem cardiopata de engravidar deve ser até estimulado em casos permissíveis e desestimulado em casos considerados de risco.

Informativo ACTC 2014; 1:12,13

39. As intervenções cirúrgicas de média complexidade realizadas em bebês logo ao nascer são um indicador de uma qualidade de vida melhor e de uma vida adulta mais sadia?

Em linhas gerais, a evolução mais adequada a longo prazo e com sobrevida semelhante à da população geral, entre os portadores de cardiopatias congênitas, depende essencialmente de três fatores:

Capítulo 22

1. Correção precoce dos defeitos cardíacos;
2. Ausência de fatores adversos, como dilatação e hipertrofia cardíacas que inicialmente são compensadores da cardiopatia;
3. Ausência de defeitos residuais, de sequelas e complicações da própria cirurgia cardíaca.

Então, é impossível inferir que quanto mais precoce for a correção cirúrgica, principalmente no período neonatal, melhor será a evolução posterior, já que nessa fase ainda não há os fatores adversos que obrigatoriamente surgirão com o tempo. Ademais, essa correção cirúrgica precoce é realizada antes do aparecimento de possíveis complicações que também se constituem em óbices à boa evolução posterior, decorrentes da insuficiência de outros órgãos, em rins, fígado e cérebro, principalmente.

Assim, aplica-se com firmeza essa conduta cirúrgica bem precoce em cardiopatias congênitas que se exteriorizam precocemente na vida, nos primeiros dias ou semanas de vida, como aquelas que se expressam com cianose e/ou insuficiência cardíaca. Essa medida não se ajusta a cardiopatias de exteriorização mais posterior, até com alguns anos de vida, e na ausência ainda daqueles fatores adversos considerados irreversíveis, em determinados casos.

Para a efetividade dessa conduta neonatal e por todos esses aspectos mencionados, torna-se de grande importância, hoje, o diagnóstico pré-natal das cardiopatias congênitas realizado pela ecocardiografia fetal. Aliás, merece menção que esse exame passou a ser obrigatório para todas as gestantes, de maneira indistinta, estabelecido por decreto-lei instituído em São Paulo em 12 de junho de 2013 (no dia caracterizado como da *Conscientização da Cardiopatia Congênita*), a fim de se poder programar o atendimento imediato ao nascimento em serviço especializado.

Relatos e experiências na literatura médica têm mostrado evolução muito favorável e com risco mínimo em cardiopatias congênitas operadas já nas primeiras horas de vida, desde que sejam submetidas por técnicas corretivas como a de Jatene na transposição das grandes artérias e, obviamente, desde que não haja defeitos residuais cirúrgicos.

Essa mesma conduta neonatal é aplicável também a outros defeitos, como na coartação da aorta, drenagem anômala das veias pulmonares, em cardiopatias tipo comunicação interventricular e/ou canal arterial.

Outros defeitos submetidos a técnicas paliativas e, portanto, não corretivas, não se beneficiariam de maneira consistente e plena, mas, certamente com a realização de cirurgia mais precoce, eliminam-se complicações que afetam a evolução desfavoravelmente. Entram nesse contexto a atresia pulmonar, tetralogia de Fallot, anomalia de Ebstein, tronco arterial comum, ventrículo único, defeito do septo atrioventricular e outros.

Vale afirmar, por fim, que nessa boa e promissora evolução diagnóstica e terapêutica viabilizada atualmente, há a necessidade de acompanhar esses passos , primeiro na realização de diagnóstico fetal para a devida programação cirúrgica nos primeiros dias de vida em situações funcionais que assim requeiram e permitam.

Esse avanço do manejo cirúrgico neonatal das cardiopatias congênitas corrigíveis, sem dúvida, passa a ser mais alentador ainda uma vez que, a partir dele, espera-se uma população mais saudável.

Informativo ACTC 2014; 2: 13

40. A alimentação equilibrada, ou seja, controle de sal, gordura, sódio e açúcar, ajuda até que ponto no tratamento das cardiopatias?

É sabido que a longevidade de uma pessoa se relaciona com hábitos adequados, ditos saudáveis, além da constituição genética e familiar e das doenças relacionadas e acometidas durante a vida. Na pergunta, há a referência a um desses elementos – o hábito alimentar adequado, composto por dieta equilibrada com os componentes balanceados em relação a gordura, carboidratos e proteínas, aliados a vitaminas, antioxidantes, além da prática de atividade física rotineira.

Nesse contexto, é natural imaginar que essa dieta balanceada contribui sobremaneira para que a pessoa, mesmo com cardiopatia, possa tolerar melhor a sobrecarga imposta por defeitos e alterações cardíacas, de modo geral.

Assim, o sal administrado em dosagens menores de 4 g por dia alivia a sobrecarga do coração em face do menor volume sanguíneo que essa restrição impõe ao paciente. A obrigatória sobrecarga de volume sanguíneo de um coração com defeito e/ou com disfunção de contração seria compensada em face da diminuição da ingestão de sal. O sódio em doses altas teria o mesmo efeito de maior condensação do sangue, com consequente ingestão maior de líquidos, que culmina com volume de sangue mais acentuado. Nesses casos, o coração trabalha em excesso e ocasiona maior falência ainda, com consequências inadequadas e prejuízo para o organismo como um todo.

As gorduras, por sua vez, acarretam sobrecarga orgânica em relação à digestão mais demorada criando mal-estar abdominal em virtude da congestão do aparelho gastrintestinal de que, habitualmente, o paciente cardiopata é portador, decorrente do retesamento do sangue nesse circuito. É fácil imaginar que, se o coração não consegue ejetar todo o sangue para o organismo, parte dele ficará retesado antes que chegue ao órgão. Por isso, o advento do inchaço nas pernas, na barriga, no fígado que aumenta, no derrame nas pleuras e pericárdio etc.

A absorção dos alimentos se torna mais dificultada e, por isso, a sensação de peso na barriga, com distúrbios do funcionamento intestinal, ora com constipação, ora com excesso de peristaltismo e até com diarreia, com consequente perda de nutrientes.

Por isso, a quantidade de alimentos é outro fator que deve ser considerado nesse contexto em vista de que sua limitação se torna benéfica para o paciente, pois facilita a digestão e o funcionamento intestinal se molda melhor à sobrecarga imposta pelo coração. Assim, é preferível, nesses casos, que o paciente se alimente mais vezes por dia e em menor quantidade. Dessa maneira, ele não perde nutrientes e absorve o essencial para a manutenção adequada e mais saudável do organismo, além da necessária reposição imunológica para evitar outras doenças e malefícios.

De modo geral, o balanceamento da dieta deve ser realizado na prática diária em porções que equivalem a quantidades maiores de proteínas e de carboidratos em relação às gorduras.

Deve-se lembrar que as gorduras saturadas (de origem animal como carnes vermelhas, pele de animais, óleo de dendê e derivados integrais do leite), as gorduras insaturadas (de origem vegetal como óleos de canola e de milho), e as gorduras trans (margarina, biscoitos, batatas fritas, sorvete, salgadinhos) devem ser mais limitadas na dieta, em quantidades equivalentes a 44 g, 20 g e a 2 g, respectivamente. Os carboidratos (cereais, arroz, batata, farinhas, milho, aveia, doces), idealmente, devem ser misturados a fibras para que não haja sobrecarga exagerada de glicose absorvida em um só instante e as proteínas animais (carnes, ovos e laticíneos desnatados) também administradas moderadamente. Os carboidratos ideais são ingeridos com fibras, como os das leguminosas e frutas.

A arte da vida também é relacionada ao comportamento de cada um consigo mesmo, em todos os aspectos e momentos, podendo, então, ser o artista de si mesmo, na busca do próprio ideal, começando pela preservação de si por meio de uma vida saudável, dia após dia, hora após hora, minuto após minuto. Essa verdadeira disciplina torna o indivíduo proprietário de si mesmo e daquilo que é mais importante para cada um, isto é, a vida saudável.

Informativo ACTC 2014; 3: 13

41. Quais são os fatores de risco para cardiopatias fetais?

Os fatores extrínsecos conhecidos para o desenvolvimento de cardiopatias congênitas durante a formação do coração fetal são representados por elementos ditos teratogênicos como drogas, agentes físicos e infecciosos. Por isso, nos 3 primeiros meses da gravidez, período da formação do coração do feto, a mãe não deve tomar nenhum medicamento, assim como é necessário evitar riscos de infecção materna, por menos agressiva que pareça, como um simples resfriado, além da incidência de trauma e de irradiação em exames de radiografia e tomografia computadorizada.

Embora infecções como as decorrentes de citomegalovírus, herpes, varicela e toxoplasmose causem mais anomalias orgânicas fetais em geral, eventualmente podem também causar cardiopatias. Assim, a rubéola predispõe à malformação cardíaca pela persistência do canal arterial e estenose das artérias pulmonares.

O mesmo ocorre com medicamentos como cloroquina, retinoides, estreptomicina, tetraciclina, talidomida, ácido valpróico e varfarina. Outros medicamentos, como anti-inflamatórios e ácido acetil salicílico (AAS) também devem ser proscritos, mesmo após o 3º mês de gestação, em vista de promoverem constrição do canal arterial e consequente hipertensão pulmonar fetal, com complicações sérias. Medicamentos específicos, como o lítio, associam-se à anomalia de Ebstein e a fenitoína a defeitos cardíacos septais.

Determinadas enfermidades maternas também interferem no desenvolvimento cardíaco do feto, como diabetes, que enseja risco de cardiopatia oito vezes maior; além da fenilcetonúria, dez vezes maior. O hipotireoidismo materno, por exemplo, predispõe à persistência do canal arterial.

Por sua vez, os fatores endógenos, por erros na transmissão de um *gen* dos pais (mutação nova), herança mitocondrial da mãe, herança poligênica e multifatorial com predisposição gênica a malformações e síndromes clínicas, são responsáveis pelo advento de cardiopatias, em grande percentagem dos casos.

Das síndromes, as mais conhecidas são a *de* Down (trisomia 21) associada ao defeito total do septo atrioventricular; a síndrome de Williams, associada à estenose supra valvar aórtica; a síndrome de Noonan, associada à estenose valvar pulmonar; a síndrome de Holt-Oram, associada à comunicação interatrial; a síndrome de Marfan, associada às malformações das valvas aórtica e mitral e parede da aorta; a síndrome de Cornélia-Lange, associada à comunicação interventricular; a síndrome de Di George, associada às anomalias troncoconais, como tetralogia de Fallot, tronco arterial comum e interrupção do arco aórtico; a síndrome de Nielsen Lange Jervell, associada ao QT longo; a síndrome de Leopardo, associada à estenose valvar pulmonar; a síndrome de Edwards (trisomia 18) e a síndrome de Patau (trisomia 13), associadas à comunicação interventricular. Em todas essas síndromes genéticas, a incidência e o tipo da cardiopatia congênita variam consideravelmente, em proporção geralmente elevada.

Esses fatores endógenos dificilmente, hoje, podem ser evitados e contornados. Em contraposição, os fatores extrínsecos podem ser efetivamente evitados e até combatidos mediante a responsabilidade por uma conduta saudável da mãe, que esperará e gerará um filho supostamente saudável.

Informativo ACTC 2014; 4: 13

42. Existem vários diagnósticos em cardiopatias. Quais são os mais comuns?

Na criança, as cardiopatias mais comuns são as decorrentes da malformação cardíaca por desenvolvimento anormal do coração na vida fetal, as chamadas cardiopatias congênitas, com ou sem síndromes genéticas. As causas dessas doenças cardíacas congênitas, além da herança e dos fatores genéticos, são de natureza ambiental, tais como a radiação, infecções, drogas, diabetes, lúpus, entre outras. Nestas, a exteriorização clínica se faz por meio de quadros de insuficiência cardíaca (dispneia, baixo ganho ponderal, infecções respiratórias), por cianose ou por sopro cardíaco. Em seguida, em menor incidência, mencionem-se as cardiopatias adquiridas em algum período da vida, principalmente relacionadas a estados infecciosos, mais de origem viral, como infecções de vias aéreas superiores, a gripe por exemplo. Essas cardiopatias são caracterizadas pelo acometimento, em graus variados, do músculo cardíaco, conhecidas como miocardiopatia dilatada. A exteriorização clínica se faz por insuficiência cardíaca de grau variado, sendo de caráter agudo com resolução espontânea ou com evolução para a cronicidade que pode exigir tratamento contínuo e até a necessidade de transplante cardíaco. Há também as que se desenvolvem por estados de agressão imunológica cognominadas como de cardiopatias por reação tardia a infecções por estreptococos beta-hemolíticos na chamada febre reumática, que se acompanha de alterações das articulações (inchaço, dor), coreia (movimentos desconexos musculares), febre e eritema cutâneo (vermelhidão), além de nódulos cutâneos (protuberâncias nos cotovelos). O acometimento das válvulas do coração, principalmente das valvas mitral (entre o átrio e ventrículo esquerdo) e aórtica (entre o ventrículo esquerdo e a aorta), leva à insuficiência cardíaca por sobrecarga das cavidades cardíacas envolvidas. As doenças autoimunes conhecidas como colagenoses, como o lúpus eritematoso disseminado, artrite reumatoide, poliarterite nodosa, esclerodermia e dermatomiosite também ocasionam alterações cardíacas em válvulas, nos vasos sanguíneos com obstruções, no músculo cardíaco com inflamação e disfunção miocárdica, além de quadros sistêmicos e com acometimento em outros órgãos em vista de que o tecido conjuntivo sofre inflamação e degeneração. Cita-se, ainda, como arterites (inflamação das artérias) de causa desconhecida a arterite de Takayasu, com obstruções da aorta em vários segmentos e que ocasiona hipertensão arterial sistêmica, simulando a coartação da aorta (constricção congênita da aorta após a artéria subclávia esquerda). Há, ainda, as cardiopatias que decorrem do acometimento das artérias coronárias (obstrução e/ou aneurisma) na doença de Kawasaki, que se assemelha a sarampo com erupções cutâneas, lingua em framboesa, conjuntivite e febre alta. Nessa doença, de etiologia desconhecida, o paciente pode evoluir com quadros de isquemia miocárdica (diminuição do fluxo coronário para o músculo cardíaco) e ser necessária até a revascularização do miocárdio por cateterismo intervencionista ou por cirurgia cardíaca.

Devem ser salientadas, ainda, algumas outras causas que acometem o coração da criança em determinadas infecções, como na pericardite, que afetam o pericárdio (membrana que envolve externamente o coração) ou a endocardite, no endocárdio (membrana interna do coração), além dos tumores cardíacos, geralmente benignos, representados pelo rabdomioma e fibroma precocemente na vida. Há ainda quadros como de hipertensão arterial sistêmica e de hipertensão arterial pulmonar que, secundariamente, prejudicam o coração da criança, além da obesidade que se constitui em um dos grandes males atuais da humanidade.

A morte súbita na criança e no jovem, geralmente, se relaciona à malformação das artérias coronárias, como na origem anormal dessas artérias, esquerda e direita, do mesmo seio de Valsalva esquerdo com compressão arterial e também da miocardiopatia hipertrófica, como causas principais.

No adulto, pode-se acrescentar a essas cardiopatias mencionadas na criança, e que podem evoluir a idades mais avançadas até o adulto, àquelas que se constituem na causa principal de morte da humanidade, a doença coronária obstrutiva por acúmulo de gordura na parede da artéria, de acometimento agudo (infarto do miocárdio), ou crônico (angina do peito), ao lado do câncer e de alterações vasculares cerebrais (acidente vascular cerebral).

Deve ser mencionado que a prevenção de tais alterações coronárias no adulto se inicia na criança por meio de hábitos adequados, relacionados à dieta balanceada e saudável e à prática de exercícios físicos rotineiros.

Por fim, torna-se oportuno lembrar que, de alguma maneira, pode-se afirmar que as doenças em geral podem ser evitadas, fazendo parte da medicina preventiva e que, sem dúvida, deve ser priorizada e praticada intensamente desde o nascimento. É, portanto, da responsabilidade de cada um, fazendo parte da preservação da vida, a adoção de atitudes saudáveis ao longo da vida.

Felizmente, existe aquela responsabilidade natural com que todos, sistematicamente, se posicionam frente aos obstáculos e dificuldades habituais impostos ao ser humano.

Informativo ACTC 2015; 1: 12-13

43. Existe relação entre o pai ou mãe ter sido usuário de drogas ilícitas e o diagnóstico de ventrículo único/hipoplásico do filho?

Desde 1992, tornou-se conhecido por trabalhos em teratologia (ciência médica de estudo da contribuição ambiental ao desenvolvimento prenatal alterado) que parece haver uma relação entre usuários de drogas ilícitas, principalmente cocaína, e o advento de cardiopatias congênitas do tipo do ventrículo único. Acredita-se que, por mecanismo de trombose (formação de coágulo) das artérias coronárias do coração do feto, haja a evolução para uma malformação cardíaca tipo ventrículo único, dada a diminuição da perfusão das estruturas embrionárias do coração com consequente alteração morfológica cardíaca.

No entanto, deve-se afirmar que a maioria das crianças portadoras de ventrículo único não está exposta ao efeito de qualquer droga ilícita, o que torna a especificidade do evento realmente pequena, isto é, o aparecimento da anomalia congênita não é explicado exclusivamente pelo uso da cocaína. E, por outro lado, também essa anomalia não ocorre no feto de todos os pais que sistematicamente são usuários de drogas ilícitas.

Dos 58 casos de lactentes com ventrículo único estudados por Martin ML & Khoury MJ (Cocaine and sigle ventricle: a population study - Teratology, 1992((3): 267-70), apenas em sete deles do grupo-controle havia a exposição a drogas ilícitas no início da gestação. Desde então, os relatos médicos esporádicos têm confirmado tal dependência e relação do ventrículo único em usuários de drogas ilícitas.

Por outro lado, é conhecido e já estabelecido que a cocaína provoca no feto baixo peso ao nascer, aumento maior de placenta prévia na mãe e parto prematuro, e ainda a ocorrência de outra anomalia – a persistência do canal arterial, que necessita de correção cirúrgica.

Outras associações descritas com o uso de drogas ilícitas é a trombose do arco aórtico com coartação da aorta que, sem dúvida, na prática clínica, é evento extremamente raro, o que acentua a relação com a cocaína, principalmente no que se refere à presença da trombose.

Lembro que a trombogenicidade (predisposição e afinidade para produzir trombos) da cocaína se relaciona à potente vasoconstricção e a alterações dos mecanismos de coagulação. Assim, é ela causa de obstrução de artérias coronárias em adultos com dano ao músculo cardíaco e consequente infarto do miocárdio, além de acidente vascular cerebral por obstrução das artérias cerebrais.

Outros relatos relacionam também a cocaína com o duplo arco aórtico e a heterotaxia (posição cardíaca para a direita). Outros potenciais malefícios se referem a prolongamento do intervalo QT no eletrocardiograma por problemas causados nos canais de sódio e de potássio, que predispõem a arritmias graves e até fatais, levando à morte súbita.

O uso da maconha, que também deve ser lembrado, por seu lado, pode predispor a outra malformação cardíaca, a comunicação interventricular, anomalia que ocorreu percentualmente em dobro nos fetos de usuários dessa droga ilícita.

Em suma, a exposição, principalmente à cocaína na gravidez, pode originar alguma anormalidade estrutural, elétrica de condução, do músculo do coração e da pressão arterial. A extensão do dano depende do estadio da morfogênese e da frequência e quantidade da droga. É notório na comparação de mães usuárias de drogas ilícitas que a ocorrência de alterações de qualquer natureza se sucedem em 6 a 10 vezes mais do que na população com hábitos saudáveis.

Enfim, as drogas ilícitas causam inúmeros malefícios para o corpo humano e para a sociedade como um todo, incluindo os inocentes filhos que herdam toda a gama de problemas relacionados.

Lembre-se ainda que o principal efeito e motivação provocados pelo uso da cocaína nas doses habitualmente empregadas são a euforia, o estado de bem-estar, a elevação do humor e o aumento da autoestima. Essas sensações de prazer momentâneas devem ser substituídas, sem dúvida, pela exacerbação da responsabilidade por si próprio e pelo apreço aos nossos semelhantes, em face dos conhecidos malefícios provocados pela droga. No entanto, sendo para uma determinada pessoa, em apuro emocional, difícil de superar alguma fase ou experiência ruim consigo mesmo, é necessário salientar que o caminho adequado a ser traçado e desfrutado é o do controle emocional por meio da terapia com psicólogos e psiquiatras.

Informativo ACTC 2015; 2

44. Uma gestante que teve rubéola nos primeiros meses de gravidez corre mais riscos de seu bebê apresentar malformação no coração?

A síndrome da rubéola congênita, geralmente grave, pode acometer 40 a 60% dos recém-nascidos (RN) cujas mães foram infectadas durante os 2 primeiros meses da gestação; em 30 a 35% dos RN, no 3º mês de gestação; em 10% dos RN quando a infecção na gestação se dá durante o 4º mês, sendo mais raro o acometimento após a 20ª semana.

Assim, quanto mais precoce a infecção materna, maior a probabilidade de alterações fetais. Outras estatísticas mostram maior gravidade ainda, com ocorrência de problemas congênitos em aproximadamente 90% dos recém-nascidos infectados nas primeiras 11 semanas de gestação. Já entre a 13ª e 16ª semana gestacional, o risco de infecção é menor, sendo o aparelho auditivo o mais afetado. Quando o contágio é adquirido após o 4º mês de gestação, geralmente não ocorrerão malformações fetais nem persistência do vírus.

Recordo que a rubéola se constitui em uma virose que acomete o organismo como um todo. É doença infecciosa, comum e benigna na infância. No entanto, quando acomete a pessoa durante a gravidez, já na idade adulta, passa a desempenhar um papel de maior malignidade. Daí, como outras doenças exantemáticas como o sarampo, varicela, citomegalovírus, vírus Epstein-Barr e parvovírus, podem alterar a morfologia do coração do feto em formação, independente do momento da gestação. Sabe-se que a rubéola se exterioriza por eritema (vermelhidão) difuso, puntiforme, vermelho vivo ou róseo e áspero (sensação de lixa), como ocorre também na doença de Kawasaki e na escarlatina. Por outro lado, pode também acometer outros órgãos e sistemas e constitui-se na conhecida síndrome da rubéola congênita.

Essa síndrome é importante complicação do vírus da rubéola durante a gestação, principalmente no 1º trimestre, podendo comprometer o desenvolvimento do feto e causar aborto, morte fetal, natimorto e anomalias congênitas. As manifestações clínicas podem ser transitórias (púrpura, trombocitopenia, hepatoesplenomegalia, icterícia, meningoencefalite, osteopatia radioluscente), permanentes (deficiência auditiva, malformações cardíacas, catarata, glaucoma, retinopatia pigmentar), ou tardias (retardo do desenvolvimento, *diabetes melito*). As crianças com rubéola congênita, frequentemente, apresentam mais de um sinal ou sintoma, mas podem ter apenas uma malformação, das quais a deficiência auditiva é a mais comum.

Além disso, os recém-nascidos podem apresentar diminuição do crescimento intraútero, manifestações cardíacas, manifestações oculares (catarata geralmente bilateral, glaucoma, microftalmia [diminuição do globo ocular]), microcefalia (diminuição do crescimento cerebral), meningoencefalite e lesões ósseas.

No coração, a rubéola provoca anomalias cardíacas no feto em formação, das quais as mais comuns são representadas pelo canal arterial, comunicações interatrial e interventricular e estenoses das artérias pulmonares.

Esses aspectos negativos em contraposição mostram atualmente que a rubéola congênita é uma infecção aparentemente em declínio no Brasil, já que o calendário vacinal atual do Ministério da Saúde contempla a tríplice viral e tem feito várias campanhas de vacinação para mulheres em idade fértil. Hoje, a doença está controlada no Brasil, pois a partir de 1992 a vacina MMR (contra caxumba, sarampo e rubéola) foi adicionada ao calendário vacinal brasileiro. Além disso, são realizadas campanhas periódicas para vacinação de mulheres em idade fértil a fim de evitar a rubéola congênita.

Por todo esse contexto, uma mulher que pretende engravidar deve observar se apresentou vacinação para rubéola anteriormente e, se não tem essa informação, deve se vacinar e aguardar um mês para engravidar, porque a vacina não pode ser realizada durante a gestação.

O diagnóstico materno é realizado por meio de sorologia, com presença de títulos de IgM ou títulos de IgG em elevação.

Não existe tratamento medicamentoso para a rubéola congênita, porém algumas malformações são passíveis de correção cirúrgica, como as cardiopatias congênitas e a catarata.

Informativo ACTC 2015; 3

45. Todo cardiopata é cianótico?

Não. As cardiopatias na criança, geralmente, decorrem de alterações de formação do coração na vida fetal (chamadas de cardiopatias congênitas) ou adquiridas após o nascimento por uma série de causas ligadas a infecções em geral (miocardites), a doenças autoimunes (febre reumática, colagenoses), a patogenia desconhecida (Kawasaki) e outras.

O cardiopata com cianose (saturação do sangue arterial menor do que 90% e com arroxeamento da pele e mucosas) corresponde àquele com cardiopatia congênita por malformação estrutural, o que ocorre em 20 a 30% de todas as cardiopatias. (Figura 22.9)

A título de ilustração e para compreensão da patogenia da cianose, a cianose decorre de cardiopatias que se apresentem com fluxo pulmonar diminuído ou mesmo com fluxo pulmonar

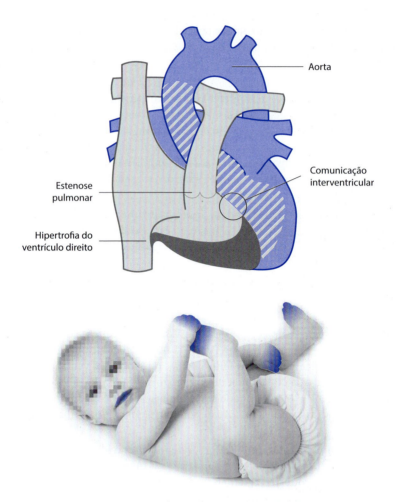

Figura 22.9 – Passagem de sangue da direita para a esquerda com cianose na tetralogia de Fallot (estenose pulmonar + comunicação interventricular) e criança com cianose.

aumentado. Nas primeiras, há obstrução ao fluxo pulmonar como em atresia pulmonar, estenose pulmonar acentuada, atresia tricúspide, tetralogia de Fallot e insuficiência da valva tricúspide, que interliga as duas cavidades cardíacas direitas (átrio e ventrículo direitos) que predispõem, em todas essas anomalias, à passagem de sangue do lado direito para o esquerdo do coração, causando insaturação de oxigênio pela mistura de sangue insaturado no lado esquerdo arterial.

No segundo grupo, as anomalias com fluxo pulmonar aumentado constituem-se nas mais complexas, com muitas comunicações e desvios de sangue, e com misturas exageradas nas duas circulações. Por isso, há insaturação arterial como sucede na transposição das grandes artérias, drenagem anômala total das veias pulmonares, síndrome de hipoplasia do coração esquerdo, tronco arterial comum e ventrículo único.

Importa salientar que essas cardiopatias são mais graves com exteriorização clínica precoce, já nos primeiros dias ou semanas de vida, e necessitam de conduta clínico-cirúrgica imediata para aumentar a sobrevida.

Quarenta e Oito Perguntas das Mães das Crianças da ACTC e Respostas Respectivas

Torna-se compensador saber que, dessa maneira, tem-se conseguido melhora da sobrevida até a cura anatômica (transposição das grandes artérias e drenagem anômala total das veias pulmonares) ou mesmo cura funcional nas demais anomalias pela cirurgia de Fontan ou de Rastelli, por exemplo.

Por tudo, apesar da maior gravidade, alenta saber da melhor perspectiva aliada, hoje, à necessidade de programação mais precoce de atuação que, alias, se inicia no diagnóstico fetal das anomalias pelo ecocardiograma fetal, que se tornou por isso obrigatório.

Informativo ACTC- 2015;4

46. Uma adolescente que tenha feito uso de medicação à base de isotretinoína (Roacutan®) e, por descuido, engravida, corre o risco de gerar um bebê com malformação cardíaca?

Inicialmente deve ser esclarecido que o Roacutan® (isotretinoína, substância derivada da vitamina A) é um retinoide de ação anti-seborréica específica para tratamento oral da acne grave, apresentado em cápsulas gelatinosas de 10 e de 20 mg. Sua indicação principal é relacionada ao tratamento de formas graves de acne (nódulo cístico, conglobata e acne com risco de cicatrizes permanentes) e quadros de acne resistentes a terapêuticas anteriores (antibióticos sistêmicos e agentes tópicos). A melhora clínica da acne grave por esse medicamento está relacionada à supressão da atividade e à diminuição do tamanho das glândulas produtoras de sebo. Para a maioria dos pacientes, a dose varia de 0,5 a 1 mg/kg/dia. Pacientes com doença muito grave ou com acne em tronco e dorso podem necessitar de doses diárias maiores, até 2 mg/kg. A dose cumulativa de 120 a 150 mg/kg por tratamento tem sido estipulada para aumentar a taxa de remissão e prevenir a recorrência. A duração da terapêutica, portanto, varia em função da dose diária. A remissão completa da acne ocorre, geralmente, em 16 a 24 semanas de tratamento.

No entanto, a principal contraindicação ao uso do Roacutan é a gravidez instalada ou mesmo em pacientes que possam ficar grávidas durante o seu tratamento e uso clínico. Ademais, ainda no período de lactação, não se recomenda o seu uso em presença de insuficiência hepática, hipertrigliceridemia, hipercolesterolemia e hipervitaminose A. Além de inúmeros efeitos colaterais maternos, esse medicamento pode causar defeitos na face, nas orelhas, no coração e no sistema nervoso central (SNC) do feto. O Roacutan® é, assim, agente teratogênico, isto é, pode ocasionar graves defeitos físicos no feto quando ocorrer gravidez durante o seu uso ou mesmo até 1 mês após a sua interrupção. Por esse motivo, Roacutan® não deve ser tomado por mulheres grávidas ou que possam engravidar. No caso de gravidez durante a administração do medicamento, em qualquer quantidade ou mesmo durante curtos períodos, existe um risco extremamente alto de nascer uma criança malformada, envolvendo, em particular, o SNC (microcefalia e hidrocefalia), o coração (anomalias dos grandes vasos sanguíneos) e anomalias craniofaciais como orelhas ausentes ou malformadas. Todos os fetos expostos estão, potencialmente, sujeitos a esses efeitos. Há também um risco elevado de aborto espontâneo. Contudo, é notório que a resposta terapêutica ao Roacutan® e a seus efeitos adversos é dosedependente, variando, assim, de acordo com cada paciente e com o período do tratamento em uso preconizado. Por efeitos colaterais acentuados, é necessário o ajuste individual da dosagem durante o tratamento, assim como o devido controle das funções hematológicas e hepáticas, o que é realizado rotineiramente.

Em vista de tantos cuidados e dos efeitos maléficos dessa medicação, recomenda-se, profilaticamente, que a paciente a ser submetida a essa medicação deva ter um teste de gravidez confiável negativo no mínimo 11 dias antes de iniciar a terapêutica. Ademais, recomenda-se com vigor a repetição mensal do teste de gravidez durante o tratamento e que a paciente realize o teste de gravidez durante o tratamento e 5 semanas após interrompê-lo, que ela deva iniciar a terapêutica com Roacutan® somente no 2º ou 3º dia do ciclo menstrual normal seguinte, que no caso de início do tratamento a paciente deverá também utilizar as mesmas medidas anticoncepcionais eficazes e ininterruptas 1 mês antes, durante e até 5 semanas após a terapêutica com Roacutan® e os mesmos testes confiáveis de gravidez devem ser realizados, que ela deva ter entendido as precauções e confirmado seu entendimento e sua vontade de se submeter a medidas contraceptivas confiáveis.

Por fim, no sentido de tornar o assunto mais prático, em revisão da literatura médica em relação à teratogenicidade dos retinoides, estima-se que esse poder de malformação geral oscila entre 15 e 45% dos casos expostos ao Roacutan®. Esse risco é maior no 1º trimestre da gestação e persiste até 1 mês após a descontinuidade do tratamento. Ademais, o risco de aborto espontâneo ocorre entre 20 e 30% dos casos.

Assim, caso tenha ocorrido gravidez sob uso do Roacutan®, elementos diagnósticos rigorosos devem ser feitos durante o desenvolvimento fetal a fim de se poder determinar a presença ou não dos defeitos mencionados.

Sem dúvida, precauções profiláticas sempre devem ser tomadas quando se prescrevem medicamentos em geral, não só o próprio Roacutan®, a mulheres em épocas férteis.

Informativo ACTC, 2016;1:12

47. Qual é a relação entre saúde bucal e doenças do coração?

Existe uma relação próxima e direta entre a saúde bucal e doenças do coração no que diz respeito, principalmente, à presença de profilaxia inadequada bucal, com consequentes complicações infecciosas no próprio coração.

Em qualquer cardiopatia congênita, independente da anomalia específica, o fluxo anômalo presente em algum nível, atrial, ventricular, arterial e/ou valvular, propicia, ele próprio, o aparecimento de lesões no endocárdio (membrana interna do coração) ou no endotélio (membrana interna das artérias e veias), conhecidas como "lesões de jato". Nestas lesões podem se instalar germes, principalmente bactérias, por ocasião de manipulações bucais como em procedimentos gengivais e nos dentes, após extração dentária, tratamento de canal dentário e de cáries profundas perigengivais. Em decorrência do manejo dentário, criam-se condições para a penetração do germe, aí presente, na corrente sanguínea, alojando-se a seguir na lesão endocárdica e endotelial, causando assim a chamada endocardite ou endotelite infecciosa.

Torna-se importante salientar que esse mesmo quadro pode se repetir, de maneira semelhante, em presença de outros sítios com infecção, como na pele (abcessos, feridas), nos seios da face (sinusite), na faringe e amídalas (amidalite) etc.

As complicações infecciosas nas lesões de jato descritas agravam mais ainda o quadro geral, em vista de que, permanentemente, os germes são impulsionados para a circulação sistêmica causando uma situação mais grave ainda, que é conhecida como septicemia, por causar infecção em outros sítios do organismo, como nos rins e cérebro. Além disso, essas infecções causam aumento das lesões cardíacas primárias já existentes e, em especial, se a infecção se instalar nas válvulas cardíacas.

Dessa maneira, a saúde bucal se afigura como uma preocupação e tática importante e obrigatória no manejo clínico de paciente portador de alguma anomalia cardíaca, tanto de origem congênita quanto adquirida por lesão valvular, em período pré-operatório e mesmo após a operação corretiva, desde que permaneça algum defeito residual.

Por isso, importa salientar a necessidade de sempre se fazer a devida profilaxia antibiótica em presença de alguma anomalia cardíaca, antes da execução de qualquer tratamento dentário e/ou gengival, estendendo-se ainda a qualquer outra intervenção cirúrgica, caso necessária como para apendicectomia, amidalectomia e assim por diante.

As lesões congênitas que mais frequentemente estão associadas à endocardite infecciosa incluem persistência do canal arterial (PCA), defeito do septo ventricular e a tetralogia de Fallot. Além disso, a estenose pulmonar, a coarctação da aorta e o defeito do septo atrial do tipo *ostium primum*, valva aórtica bicúspide, estenose aórtica calcificada e prolapso da valva mitral. As próteses ou outros materiais não nativos (próteses valvares, xenoenxertos ou retalhos intracardíacos) representam também um fator de predisposição importante para o desenvolvimento desta infecção.

As localizações comuns das infecções que causam vegetações (fibrina e plaquetas com germes) correspondem à superfície ventricular da valva aórtica na insuficiência aórtica, à superfície atrial da valva mitral na insuficiência mitral, à superfície do ventrículo direito adjacente a um defeito do septo ventricular e à artéria pulmonar, que se encontra em oposição ao canal arterial pérvio.

Os microrganismos pertencentes à flora das superfícies mucosas ou cutâneas penetram na corrente sanguínea espontaneamente, ou após a manipulação destas áreas. A maioria dos autores acredita que as manipulações odontológicas (inclusive a limpeza dos dentes), especialmente na vigência de doença periodontal, a instrumentação do trato geniturinário ou do trato respiratório superior, bem como as doenças gastrintestinais, produzem bacteriemias (germes na corrente sanguínea) transitórias, que seriam capazes de iniciar a infecção cardíaca e/ou arterial.

Por fim, para a obtenção de adequada saúde orgânica dos pacientes portadores de anomalias cardíacas em geral, reforça-se que devem os mesmos, necessariamente, se cuidar de maneira mais responsável em relação à manutenção de condições de higiene e de hábitos saudáveis, tanto bucais quanto do organismo como um todo. Não se trata de conceitos e de atitudes alarmistas, mas sim de profilaxia adequada na prevenção de doenças evitáveis.

É conhecido na medicina que é preferível evitar do que curar.

Informativo ACTC 2016;2:12

48. Já é possível uma criança adolescente em fila de transplante, em prioridade, fazer uso do coração artificial ?

O coração artificial está sendo utilizado em pacientes à espera de um transplante cardíaco em situações que requeiram urgência por risco de vida iminente e dificuldade na obtenção de um coração de doador.

As principais indicações do implante de coração artificial se constituem em:

1. Recuperação de casos de falência cardíaca dos ventrículos, em que o paciente precisa do sistema temporariamente;

2. Ponte para transplante nos casos de doença crônica, quando o paciente necessita aguardar um doador, e

3. Implante definitivo para pacientes que não podem se submeter a transplantes, servindo o sistema para prolongar a vida por alguns anos.

O coração artificial tem válvulas e membrana bovinas (nas partes em contato com o sangue) e possui motor elétrico, sensores, circuitos microeletrônicos, softwares e é alimentado por bateria de Lítio.

O coração artificial é conectado aos átrios, que são as câmaras superiores do coração. Entre os átrios e o coração artificial situam-se válvulas mecânicas que funcionam como as próprias válvulas do coração, que controlam o fluxo de sangue. Assim, o coração artificial supre as exigências dinâmicas circulatórias, na substituição do coração doente. Em suma, o aparelho recepciona o sangue venoso sistêmico e o ejeta para os pulmões afim da obteção da devida oxigenação sanguínea pela troca de gases e posteriormente impulsiona o sangue para a aorta para a distribuição do sangue oxigenado para todo o organismo. Assim, ele funciona como uma bomba do lado direito, do lado esquerdo e, em situações mais graves, até em ambos os lados do coração.

Habitualmente, o coração artificial funciona temporariamente até a obtenção do órgão doador por transplante ou mesmo por tempo mais prolongado até sua exaustão fisiológica na contra-indicação ao transplante, dada a presença de comorbidades existentes, como em doenças associadas nos pulmões, nos rins ou no fígado e cérebro.

Um coração artificial geralmente prolonga a vida por alguns meses além do esperado, para pacientes com insuficiência cardíaca em estágio final. Se o paciente estiver aguardando por transplante, o coração artificial pode mantê-lo vivo enquanto espera pelo doador. O coração artificial também pode melhorar a qualidade de vida. Por outro lado, porém, o coração artificial é um aparelho muito complexo, difícil de implantar, e que pode causar complicações.

Ter um coração artificial envolve alguns riscos sérios. Esses riscos incluem coágulos sanguíneos, sangramentos, infecção e mau funcionamento do aparelho. Por causa desses riscos, somente um pequeno número de pessoas recebe o coração artificial. Corações artificiais existem há décadas, mas nunca atingiram o mesmo grau de confiabilidade do coração biológico.

Acresce-se de que, ainda em nosso meio, não há disponibilidade de coração artificial, a não ser por aparelhos importados, custosos e de certa forma burucráticos, provenientes dos Estados Unidos da América (Bivacor do Texas Heart Institute) e da Europa (Carmata francesa, e com destaque ao Berlin Heart Excor).

Nosso sistema de saúde pública não oferece essa facilidade em vista de problemas financeiros relacionados.

Voga, por isso, estabelecer políticas público-privadas em nosso país afim de se desenvolver essa tecnologia, já iniciada na Universidade de São Paulo e no Instituto Dante Pazzanese de Cardiologia, que sem dúvida teriam grande aplicabilidade para nossos pacientes.

Índice Remissivo

A

Anatomia da transposição das grandes artérias, 88

Anomalia de Ebstein, 41, 41

  alteração funcional, 41, 31

  conduta, 42

  definição e incidência, 41

  exteriorização clínica, 41

  grau de repercussão, 41

  técnica operatória, 42

  tipos de defeitos, 41

Atresia, 27, 28, 29, 30, 43, 44

  pulmonar com comunicação interventricular, 27, 28

    alteração funcional, 27

    conduta, 28

    definição e incidência, 27

    exteriorização clínica, 28

    grau de repercussão, 28

    técnica operatória, 28

    tipos de defeitos, 27

  pulmonar com septo ventricular íntegro, 43

    alteração funcional, 43

    conduta, 44

    definição e incidência, 43

    exteriorização clínica, 44

    grau de repercussão, 43

    técnica operatória, 44

    tipos de defeitos, 43

  tricúspides, 29, 30

    alteração funcional, 29

    conduta, 30

    definição e incidência, 29

    exteriorização clínica, 30

    grau de repercussão, 29

    técnica operatória, 30

    tipos de defeitos, 29

  valvar pulmonar, 44

C

Canais arteriais, 13, 14

  alteração funcional, 13

conduta, 14

definição e incidência, 13

exteriorização clínica, 14

grau de repercussão, 14

técnica operatória, 14

tipos de defeitos, 13

Cardiopatias congênitas, 1, 53, 89

curáveis, 89

generalidades, 1

que são cardiopatias congênitas?, O, 1

quais são as causas dessas malformações? E, 1

incidência das cardiopatias?, A, 1

quais são os tipos de cardiopatias congênitas?, 1

como se exteriorizam?, 2

grau de repercussão e de gravidade dessas cardiopatias?, 2

pode-se ter ideia acerca da evolução natural das cardiopatias sem a operação corretiva?, 2

por que a indicação cirúrgica é feita para essas cardiopatias?, 2

quais exames são auxiliares para o diagnóstico?, 2

cateterismo cardíaco pode corrigir defeitos?, O, 2

pode-se ter um conhecimento do coração normal, para a compreensão posterior das cardiopatias congênitas?, 2

perspectivas, 53

Cinquenta e oito perguntas das mães das crianças da ACTC e respostas respectivas, 57

informativos ACTC, 57, 58, 59, 60, 61, 62, 63, 64, 65, 66, 67, 68, 70, 71, 72, 73, 74, 75, 76, 78, 79, 80, 81, 82, 83, 85, 87, 90, 92, 93, 94, 95, 96, 98, 99, 100, 101, 102, 103, 105, 106, 107

2004; 1: 4, 57

que são cardiopatias congênitas?, O, 57

2004; 2: 5-6, 58

como são tratados?, 59

quais são os principais tipos?, 59

que é sopro cardíaco?, o, 58

2004; 3: 5, 58

há cura definitiva para as cardiopatias congênitas?, 58

2004; 3: 6, 58

qual é a diferença entre cirurgia corretiva e paliativa?, 58

2004; 4: 8, 59

que é tetralogia de Fallot?, o, 59

2005; 1: 5-6, 60

por que o coração pode dilatar?, 60

2005; 2: 6, 61

no que se constitui a transposição das grandes artérias?, 61

2005; 3: 8, 62

que é hipertensão pulmonar e quais são os sintomas? qual o tratamento mais indicado? e por que, quando a criança está com hipertensão pulmonar, não pode ser submetida à cirurgia cardíaca?, O, 62

2006; 1: 7, 63

por que é importante controlar o líquido oferecido para a criança com cardiopatia?, 63

2006; 2: 8, 64

que é cateterismo?, o, 64

2006; 3: 1 , 64

cuidados necessários à criança com cardiopatia, 64

Índice Remissivo

2007; 1: 7, 65

que é a rejeição? quais os tipos e diferenças entre elas?, o, 65

2007; 2: 9, 66

limitações às crianças, 67

que é taquicardia? quais são os seus graus e/ou tipos? quais limitações as crianças portadoras de taquicardia possuem?, o, 66

tipos de taquicardia, 66

2007; 3: 8-9, 67

que é arritmia? quais os seus graus e/ou tipos? quais limitações as crianças portadoras de arritmias possuem?, o , 67

causas das arritmias, 68

estrutura elétrica do coração, 67

limitações causadas pelas arritmias, 68

tipos de arritmias, 67

2007; 4: 10, 68

criança que fez cirurgia e teve correção total continua sendo cardiopata?, a, 68

2008; 1: 7, 70

meu filho (4 anos) fez correção total de tetralogia de Fallot há 2 anos e está ótimo. Porém, ele apresenta um grau de insuficiência valvar pulmonar importante. Quais são os riscos dessa cirurgia? E quais são os riscos, caso ele não a faça?, 70

2008; 2: 9, 70

que é fração cardíaca? quanto é o valor normal?, O, 70

2008; 3: 8-9, 71

todo portador de cardiopatia tem o "intestino preso"?, 71

2008; 4: 13, 72

no caso de uma CIV com PCA começar a se "romper", o paciente corre o risco de passar por outra cirurgia?, 72

2009; 2: 13, 73

assim, qual é a relação entre estenose pulmonar e a síndrome genética de Noonan?, 74

existem diferenças entre a estenose pulmonar, associada ou não, à síndrome de Noonan?, 74

qual a relação entre "estenose pulmonar" e a "síndrome de Noonan"?, 73

2009; 3: 13, 75

por que o transplantado corre o risco de ser cardiopata novamente?, 75

2009; 4: 13, 76

que provoca a arritmia?, o, 76

2009;1: 11, 73

por que a maioria dos casos de anomalia de Ebstein é tratada com cirurgia e outros casos precisam de TX?, 73

2010; 1: 13, 78

qual a probabilidade de uma criança que foi diagnosticada com ventrículo único necessitar de transplante cardíaco?, 78

2010; 2: 12-13, 78

qual a diferença entre fibrilação ventricular e parada cardíaca?, 78

2010; 3: 12-13, 79

que é tronco arterial comum?, o, 79

2010; 4: 13, 80

miocardiopatia não compactada em uma criança pode ser explicada como uma mutação genética?, o, 80

2011; 1/2: 13, 81

qual a explicação médica que se pode dar quando, em uma mesma família, há dois casos de cardiopatia adquirida e o outro, com um diagnóstico de cardiopatia congênita, 81

2011; 3:13, 82

medicação Tamiflu® administrada na época da gripe suína, que uma gestante de 7 meses tenha ingerido associada à amoxacilina, pode ter gerado uma malformação no coração?, a, 82

2011; 4: 12-13, 83

meu filho fará uma cirurgia de Fontan e eu, até agora, não consegui entender para que e como é feita., 83

2012; 2: 12-13, 87

tenho ouvido falar em uma técnica desenvolvida pelo dr. Jatene, batizada com o nome dele. Em que situações ela é usada?, 87

2012; 3: 12-13, 87

gostaria de saber se há cardiopatias curáveis., 87

2012; 4: 12-13, 90

características clínicas da, 91, 92

morte súbita, 91

parada cardíaca

início do evento terminal, 92

progressão para morte biológica, 92

causas de parada cardíaca e morte súbita, 91

como perceber os sintomas de uma parada cardíaca?, 90

2012;1:12-13, 85

como posso entender o que é o diagnóstico de tetralogia de Fallot?, 85

2013; 1:13, 92

por que o portador de cardiopatia apresenta dificuldade no aprendizado e em alguns casos na fala?, 92

2013; 2: 12-13, 93

meu filho nasceu com t4f (tetralogia de Fallot, mesmo estando neste bom estado clínico, ele pode ou não fazer exercícios físicos? pode correr, brincar, jogar bola, como outras crianças? a atividade física é recomendada para crianças com cardiopatias?, 93

2013; 3: 12-13, 94

um adolescente cardiopata pode ter uma vida profissional? quais os riscos?, 94

2013; 4:12-13, 95

gravidez em adolescente cardiopata, pode? como lidar com essa questão?, 95

pelo exposto, é natural afirmar que, 96

por isso, é fácil concluir que, 96

2014; 1:12,13, 96

intervenções cirúrgicas de média complexidade realizadas em bebês logo ao nascer são um indicador de uma qualidade de vida melhor e de uma vida adulta mais sadia?, as, 96

Índice Remissivo

2014; 2: 13, 98

    alimentação equilibrada, ou seja, controle de sal, gordura, sódio e açúcar, ajuda até que ponto no tratamento das cardiopatias?,a , 98

2014; 3: 13, 99

    quais são os fatores de risco para cardiopatias fetais?, 99

2014; 4: 13, 100

    existem vários diagnósticos em cardiopatias, quais são os mais comuns?, 100

2015; 2, 102

    uma gestante que teve rubéola nos primeiros meses de gravidez corre mais riscos de seu bebê apresentar malformação no coração?, 102

2015; 3, 103

    todo cardiopata é cianótico?, 103

2015;4, 105

    uma adolescente que tenha feito uso de medicação à base de isotretinoína (Roacutan®) e, por descuido, engravida, corre risco de gerar um bebê com malformação cardíaca?, 105

2015; 1: 12-13, 101

    existe relação entre o pai ou mãe ter sido usuário de drogas ilícitas e o diagnóstico de ventrículo único/hipoplásico do filho?, 101

2016;1:12

    Qual é a relação entre saúde bucal e doenças do coração?, 106

2016;2:12

    Já é possível uma criança adolescente em fila de transplante, em prioridade, fazer uso do coração artificial?, 107

Coartação da aorta, 21, 22

    alteração funcional, 21

    conduta, 22

    definição e incidência, 21

    exteriorização clínica, 22

    grau de repercussão, 21

    técnica operatória, 22

    tipos de defeitos, 21

Comunicações, 5, 7, 9, 10, 11

    interatriais, 5, 7

        (CIA) *ostium secundum*, 7

        alteração funcional, 5

        conduta, 6

        definição e incidência, 5

        exteriorização clínica, 6

        grau da repercussão, 5

        técnica operatória, 6

        tipos de defeitos, 5

    interventriculares, 9, 11

    (CIV), 11

        alteração funcional, 9

        conduta, 11

        definição e incidência, 9

        exteriorização clínica, 10

        grau da repercussão, 10

        técnica operatória, 11

        tipos de defeitos, 9

Coração normal, 3

D

Defeito do septo atrioventricular, 15, 16

    alteração funcional, 15

    conduta, 16

    definição e incidência, 15

    exteriorização clínica, 16

    grau de repercussão, 16

    técnica operatória, 16

    tipos de defeitos, 15

Drenagem anômala total das veias pulmonares, 39, 40

    alteração funcional, 39

    conduta, 40

    definição e incidência, 39

    exteriorização clínica, 40

    grau de repercussão, 39

    técnica operatória, 40

    tipos de defeitos, 39

Dupla via de saída de ventrículo direito, 49, 51

    alteração funcional, 49

    conduta, 50

    definição e incidência, 49

    exteriorização clínica, 50

    grau de repercussão, 50

    técnica operatória, 50

    tipos de defeitos, 49

E

Esquemas, 60, 62, 76, 86, 88

    da anatomia do coração normal (A) e da tetralogia de Fallot (B), 86

    de coração após a cirurgia de Jatene, 88

    do coração aberto, 76

    representativo da tetralogia de Fallot, 60

    representativo da transposição das grandes artérias, 62

Estenoses, 17-20

    aórticas, 19, 20

        alteração funcional, 19

        conduta, 20

        definição e incidência, 19

        exteriorização clínica, 20

        grau de repercussão, 19

        técnica operatória, 20

        tipos de defeitos, 19

    pulmonar, 17, 18

        alteração funcional, 17

        conduta, 18

        definição e incidência, 17

        exteriorização clínica, 18

        grau de repercussão, 17

        técnica operatória, 18

        tipos de defeitos, 17

Etapas da cirurgia de Jatene, 89

H

Hipoplasia do coração esquerdo, 45, 47

    alteração funcional, 45

    conduta, 46

    definição e incidência, 45

    exteriorização clínica, 46

    grau de repercussão, 46

    técnica operatória, 46

    tipos de defeitos, 45

P

Passagem de sangue da direita para a esquerda com cianose na tetralogia de Fallot, 104

Presença do predomínio do ventrículo esquerdo (VE) sobre o ventrículo direito (VD), 83

S

Saúde bucal, 106

T

Tetralogia de Fallot, 23-25

    alteração funcional, 23

    conduta, 24

    definição e incidência, 23

    exteriorização clínica, 24

    grau de repercussão, 24

    técnica operatória, 25

    tipos de defeitos, 23

Transposição das grandes artérias, 35, 36, 37

    alteração funcional, 35

Índice Remissivo

conduta, 36

definição e incidência, 35

exteriorização clínica, 36

grau de repercussão, 35

técnica operatória, 36

tipos de defeitos, 35

Tronco arterial comum, 33

alteração funcional, 33

conduta, 34

definição e incidência, 33

exteriorização clínica, 33

grau de repercussão, 33

técnica operatória, 34

tipos de defeitos, 33

Tronco arterial, 34

V

Ventrículos, 31, 32

único, 31

alteração funcional, 31

conduta, 32

definição e incidência, 31

exteriorização clínica, 32

grau de repercussão, 31

técnica operatória, 32

tipos de defeitos, 31

único tipo esquerdo, 32

Vitória de todos — referente à inauguração da nova sede da ACTC, A, 55

Informativo ACTC 2004; 1: 1 , 55

Editorial: A vitória de todos, 55

IMPRESSÃO:

Santa Maria - RS - Fone/Fax: (55) 3220.4500
www.pallotti.com.br